图解 百姓天天养生丛书

健康顺时生活

王洪磊／编著

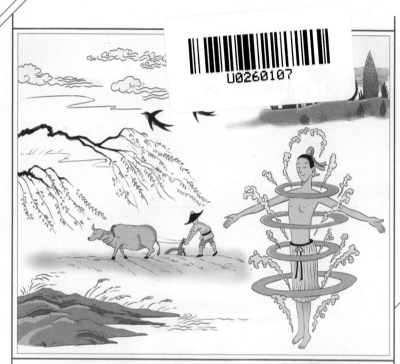

U0260107

立春 雨水 惊蛰 篇

养生专家 ✛ 阴阳平衡百病消 ✛ 海量丰富资料，通俗易懂
精校细勘 ✛ 512幅手绘精解 ✛ 速查全图解

天津出版传媒集团

天津科学技术出版社

图书在版编目（CIP）数据

健康顺时生活. 立春雨水惊蛰篇 / 王洪磊编著. --
天津：天津科学技术出版社，2021.5
（图解百姓天天养生丛书）
ISBN 978-7-5576-8958-2

Ⅰ.①健… Ⅱ.①王… Ⅲ.①二十四节气－关系－养
生（中医）Ⅳ.①R212

中国版本图书馆 CIP 数据核字（2021）第064044号

健康顺时生活. 立春雨水惊蛰篇
JIANKANG SHUNSHI SHENGHUO LICHUN YUSHUI JINGZHE PIAN

策划编辑：刘丽燕　张　萍
责任编辑：孟祥刚
责任印制：兰　毅

出　　版：天津出版传媒集团
　　　　　天津科学技术出版

地　　址：天津市西康路 35 号
邮　　编：300051
电　　话：（022）23332490
网　　址：www.tjkjcbs.com.cn
发　　行：新华书店经销
印　　刷：三河市兴国印务有限公司

开本　787×1092　1/16　印张　16　字数 200 000
2021年 5月第 1 版第 1 次印刷
定价：38.00 元

可喜可贺！2016年11月30日，中国的二十四节气被联合国教科文组织列入人类非物质文化遗产名录，被称为中国的"第五大发明"。二十四节气，蕴含着中国人的伟大智慧，具有很强的文化价值。

"春雨惊春清谷天，夏满芒夏暑相连。秋处露秋寒霜降，冬雪雪冬小大寒。"这是我国古代劳动人民在长期的生产和生活实践中总结出来的二十四节气歌诀。生命如花，人的身体就像是一朵顺应自然而春生夏放、秋谢冬衰的花朵。面对自然衰老，人们无法抗拒。面对各种可能的侵袭，客观来说，也不是每一次、每个人都能幸运躲避的。但是，这并非说人不能有所作为。一个人如果能顺应自然，遵循自然变化的规律，做到起居有常，劳逸结合，使生命过程的节奏随着时间、空间和四时气候的改变而进行调整，就能使其达到健运脾胃，调养后天，延年益寿的目的。

基于此，本书汲取了传统中医名著《黄帝内经》的精髓，从独特新颖的视角指明了二十四节气养生的规律。《黄帝内经》成书于春秋战国时期，是影响中国社会数千年文明历史的医学典籍，倡导"夫四时阴阳者，万物之根本也，所以圣人春夏养阳，秋冬养阴，以从其根，故与万物沉浮于生长之门。逆其根，则伐其本，坏其真矣"。此乃古人对四时调摄之宗旨，告诫人们要顺应四时养生，遵循自然界循序渐进的变化过程，在由内到外的精心保养中，让体质得以增强，让疾病得以预防，让生命得以颐养。

本书从四季调养的角度出发，脉络清晰、内容翔实地解析各个季节的不同气候特点以及易发、多发疾病，从养、治的角度对各个季节特点进行养生总则说明，还涉及经络与穴位养生、中药养生、情志养生、运动养生等方方面面的内容，为你构建一个综合的保健体系。

最后说说我的由衷之言：

其一，本书汲取并融合了传统中医名著《黄帝内经》的精髓，从独特新颖的视角分解了二十四节气养生的规律。

其二，本书以简洁通俗的文字，生动有趣的漫画，将最实用的时令养生精髓跃然纸上，让大众养生学习变得轻松、自如、有趣起来。希望你在袅袅茶香里捧读此书时，它能便捷地激活生命的健康密码！定会让你有所获，有所得。

编者

2020年8月

第一章

中医养生概论

图解百姓天天养生丛书

目录

1

第二章

春季养肝概要

图解百姓天天养生丛书

目录

第三章

立春节气话养生

第四章

雨水节气话养生

第五章

惊蛰节气话养生

第六章

春季补肝经络按摩法

第七章

人不同，养肝也不同

图解百姓天天养生丛书

健康顺时生活立春雨水惊蛰篇

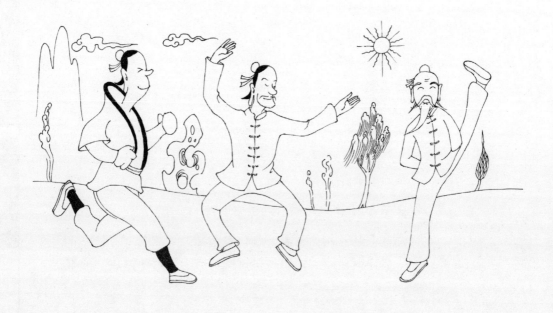

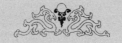

第一章

中医养生概论

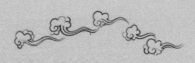

中医的整体观

所谓整体观念，即是中医学对于人体本身的统一性、完整性，以及对人与自然相互关系的整个认识。概括地说，就是认为人体与外界环境是一个统一的有机整体，而人体本身则又是这一巨大体系的缩影（即人身小天地），也是一个统一的有机整体。

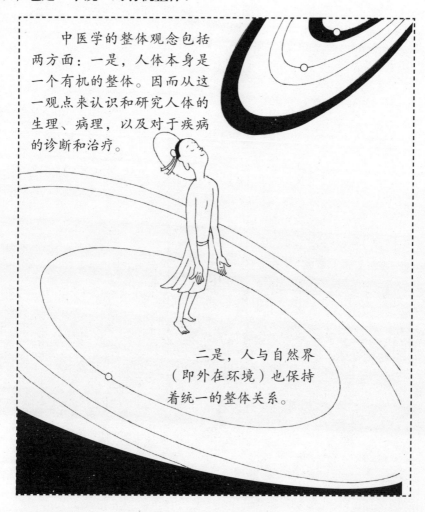

中医学的整体观念包括两方面：一是，人体本身是一个有机的整体。因而从这一观点来认识和研究人体的生理、病理，以及对于疾病的诊断和治疗。

二是，人与自然界（即外在环境）也保持着统一的整体关系。

第二节

中医养生的最高境界

中医养生讲究"天人合一，取法自然"。主张养生要顺天时、承地理，根据自身所处的自然环境，制订符合自身的养生方案。

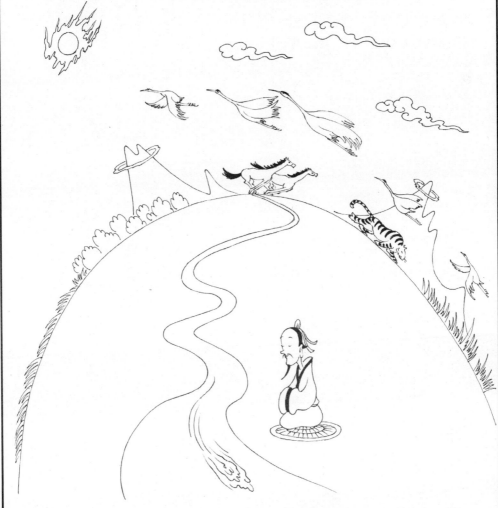

人是宇宙中的一个细胞，蕴含着宇宙所有的信息。借"天"之力养生，才能得到"天"的帮助，达到"天人合一"的境界。

图解百姓天天养生丛书

第一章 中医养生概论

3

中华传统文化——四时节气

季节和气候与人类的生活息息相关。由《周易》记载："寒往则暑来，暑往则寒来，寒暑相推，而岁成焉。"可知，一年四季，轮回不止，才有了气候的变化，才有了万物的生长。我们的伟大祖先在慢慢探索自然的过程中，发现了四季的轮回，并确定了春、夏、秋、冬一年四季。

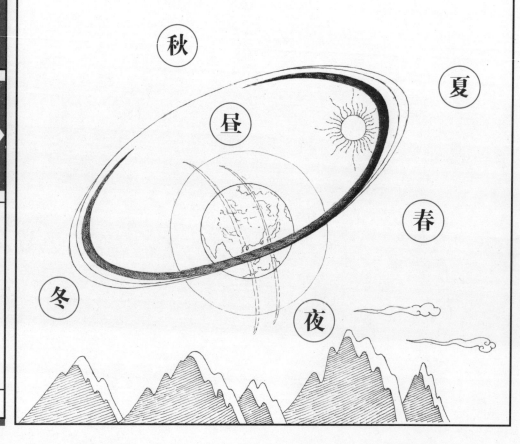

在一年四季中又有了二十四节气，这二十四节气是指一年四季当中的二十四个时节和气候，它是我们的祖先以最凝练的语言高度概括天文、气候、物候、农学等多学科的璀璨结晶，蕴含着中华民族的文化认同乃至价值取向，可谓"大道至简"。

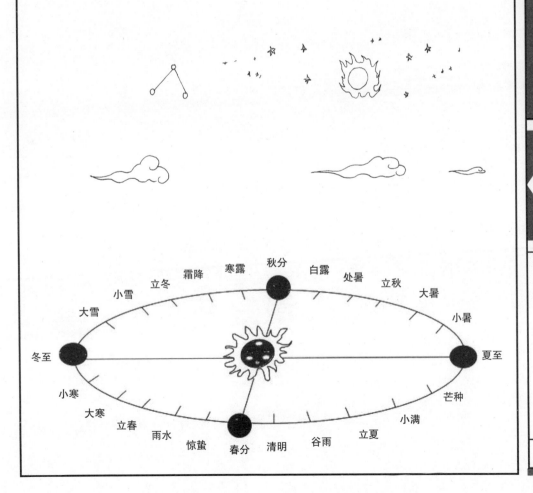

中华传统医学——《黄帝内经》

《黄帝内经》以祖国传统医学的视角，认知四时寒暑，探究随节气变化而出现的天象、物候对人体生理病理的影响，并运用于病因病机的分析、疾病的辨证论治以及指导中医养生的理念，极大丰富了二十四节气的医学内涵。把四时寒暑变化对人体的影响运用于当代中医医疗实践当中，赋予二十四节气这一世界文化遗产以深远的现实意义。

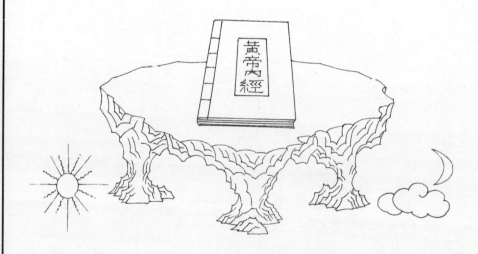

两千多年来，《黄帝内经》世代沿袭，被奉为医家之宗主，临证之"兵书"，从浩繁的传统医书到延续至今的现代中医实践皆出自《黄帝内经》，而它的理论基础源于中国古典哲学，比如阴阳学说、五行学说、精气学说，以意象思维的观物取象、据象归类为特点，同时基于中国古代天文历法、气象、地理，以及社会学等。

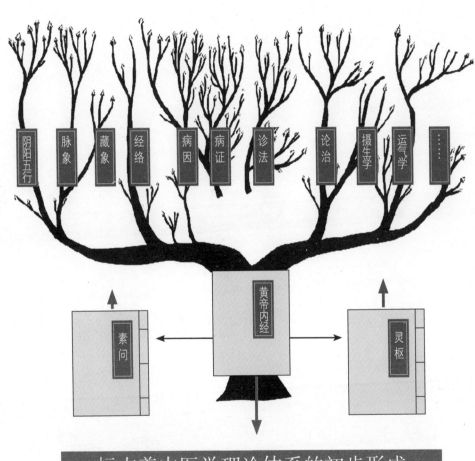

阴阳五行
脉象
藏象
经络
病因
病证
诊法
论治
摄生学
运气学
……

黄帝内经

素问

灵枢

标志着中医学理论体系的初步形成

　　《黄帝内经》分《素问》《灵枢》两部分，是研究人的生理学、病理学、诊断学、治疗原则和药物学的医学巨著。在理论上建立了中医学上的"阴阳五行学说""脉象学说""藏象学说"等。

问世间，何为贵

《黄帝内经》载："天覆地载，万物悉备，莫贵于人"，这是说上天所覆盖的，大地所承载的，世间万物都已具备，但是没有任何一件东西比人更珍贵。人依靠天地灵气而出生，并且顺应天时更替而成长。天下之人，上至君王，下至百姓，无不渴望自己能够长命百岁。

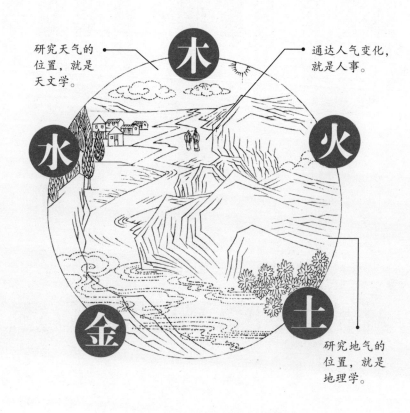

研究天气的位置，就是天文学。

通达人气变化，就是人事。

研究地气的位置，就是地理学。

《吕氏春秋·贵生》

《吕氏春秋·贵生》，以"圣人深虑天下，莫贵于生"开头讲起，列举诸多典故，皆以珍爱生命，贵生为中心，讲出了"道之真以持身"的大道理。

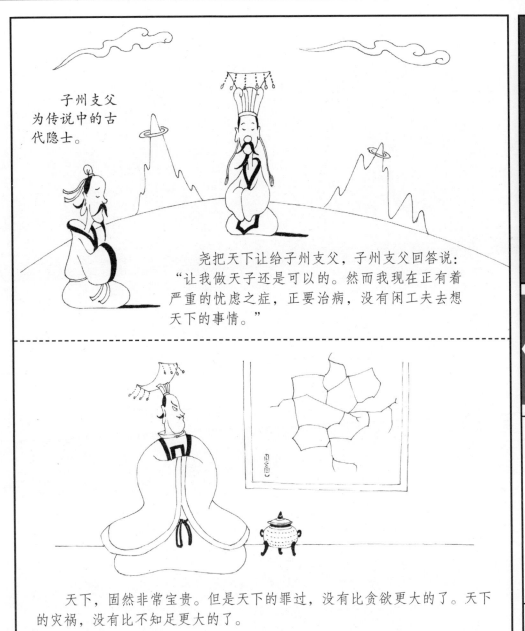

子州支父为传说中的古代隐士。

尧把天下让给子州支父，子州支父回答说："让我做天子还是可以的。然而我现在正有着严重的忧虑之症，正要治病，没有闲工夫去想天下的事情。"

天下，固然非常宝贵。但是天下的罪过，没有比贪欲更大的了。天下的灾祸，没有比不知足更大的了。

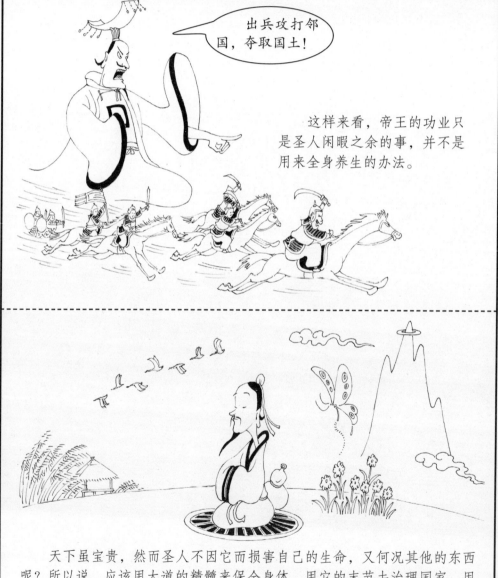

出兵攻打邻国，夺取国土！

这样来看，帝王的功业只是圣人闲暇之余的事，并不是用来全身养生的办法。

天下虽宝贵，然而圣人不因它而损害自己的生命，又何况其他的东西呢？所以说，应该用大道的精髓来保全身体，用它的末节去治理国家，用它的渣滓去治理天下。

《玄豹第三·贿亡》

对于《玄豹第三·贿亡》中的兽类——麝。楚国的令尹子曾感慨颇深："虽然是兽类，而人有不如它的，因财物丧命，其见识还不如麝呐！"而在现实生活中，若真遇到险事，能够真正做到"舍财求命"的反而不多。

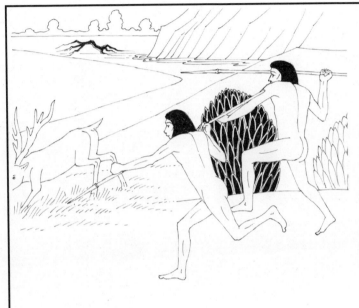
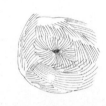

荆山的麝香为东南的名产之一。故当地人常追猎麝，麝被追得走投无路时，就会将肚脐下的麝香揪下来扔进草丛里。如此一来，追猎的人就会停止追赶，而是直接寻找麝香了，麝因而得以逃生。

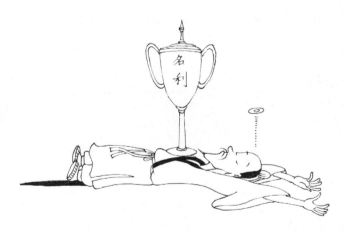

如今世俗所谓的君子们，损害身体、不顾生命地去追求外物，他们这样做是要达到什么目的呢？大凡圣人有所举动的时候，一定首先要搞清楚他所要达到的目标和他怎样达到这个目标。

遵循四时阴阳好养生

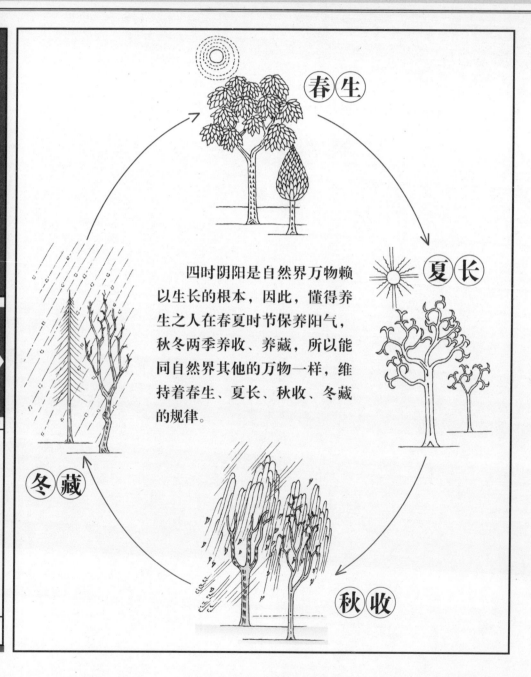

春生

夏长

四时阴阳是自然界万物赖以生长的根本，因此，懂得养生之人在春夏时节保养阳气，秋冬两季养收、养藏，所以能同自然界其他的万物一样，维持着春生、夏长、秋收、冬藏的规律。

冬藏

秋收

顺时生，逆时亡

　　四时阴阳的有序变化，是世间万物的终始，是死与生的根本。阴阳是自然界存在的基础，阴阳平衡是确保自然万物不受损害的根本，人类养生也必须以调和阴阳为基础。

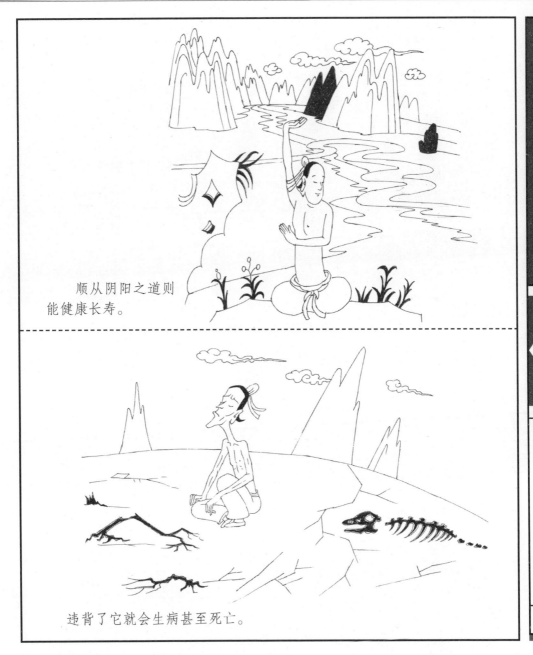

顺从阴阳之道则能健康长寿。

违背了它就会生病甚至死亡。

防微杜渐，防患未然

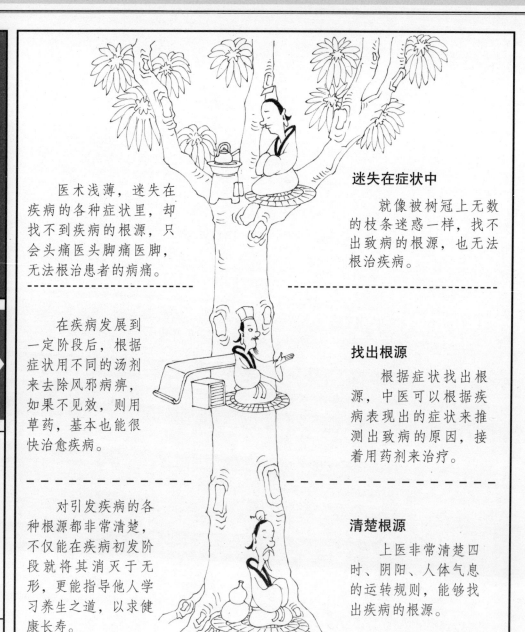

医术浅薄，迷失在疾病的各种症状里，却找不到疾病的根源，只会头痛医头脚痛医脚，无法根治患者的病痛。

迷失在症状中

就像被树冠上无数的枝条迷惑一样，找不出致病的根源，也无法根治疾病。

在疾病发展到一定阶段后，根据症状用不同的汤剂来去除风邪病痹，如果不见效，则用草药，基本也能很快治愈疾病。

找出根源

根据症状找出根源，中医可以根据疾病表现出的症状来推测出致病的原因，接着用药剂来治疗。

对引发疾病的各种根源都非常清楚，不仅能在疾病初发阶段就将其消灭于无形，更能指导他人学习养生之道，以求健康长寿。

清楚根源

上医非常清楚四时、阴阳、人体气息的运转规则，能够找出疾病的根源。

上医治未病，中工治已病

"上医治未病"最早源自于《黄帝内经》所说："上工治未病，不治已病，此之谓也"。"治"，为治理管理的意思。"治未病"即采取相应的措施，防止疾病的发生发展。其在中医中的主要思想是：未病先防和既病防变。

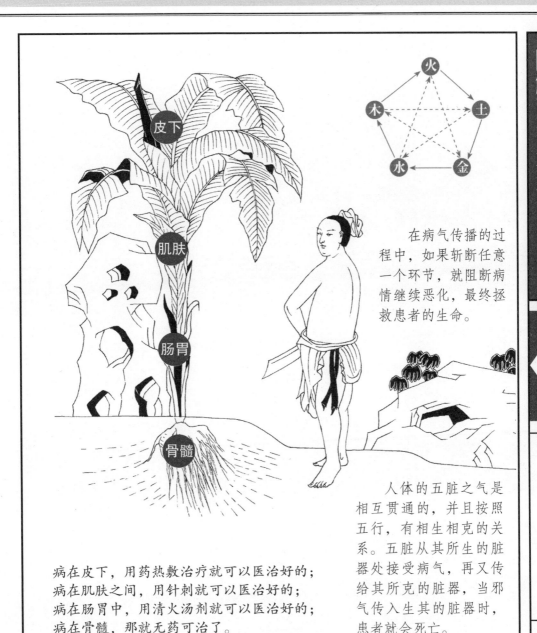

皮下

肌肤

肠胃

骨髓

火
木   土
水   金

在病气传播的过程中，如果斩断任意一个环节，就阻断病情继续恶化，最终拯救患者的生命。

人体的五脏之气是相互贯通的，并且按照五行，有相生相克的关系。五脏从其所生的脏器处接受病气，再又传给其所克的脏器，当邪气传入生其的脏器时，患者就会死亡。

病在皮下，用药热敷治疗就可以医治好的；
病在肌肤之间，用针刺就可以医治好的；
病在肠胃中，用清火汤剂就可以医治好的；
病在骨髓，那就无药可治了。

中医论寿命长短

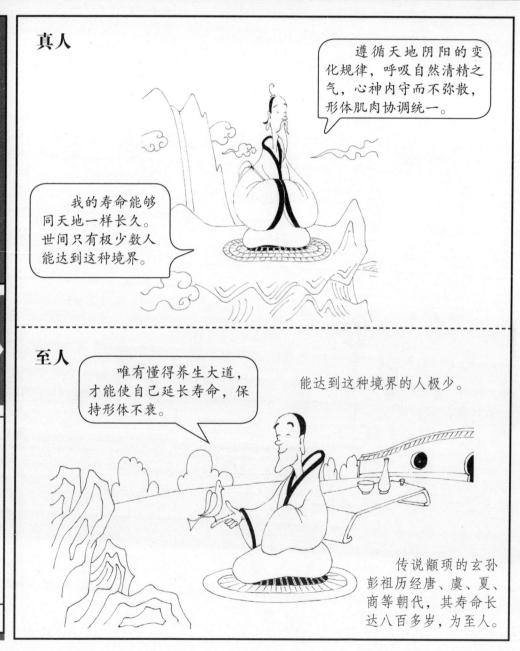

为何圣贤能长命百岁

放眼中国的传统养生大道，往往能使自己寿命超出平常人的往往有四类人，依次为真人、至人、圣人及贤人。

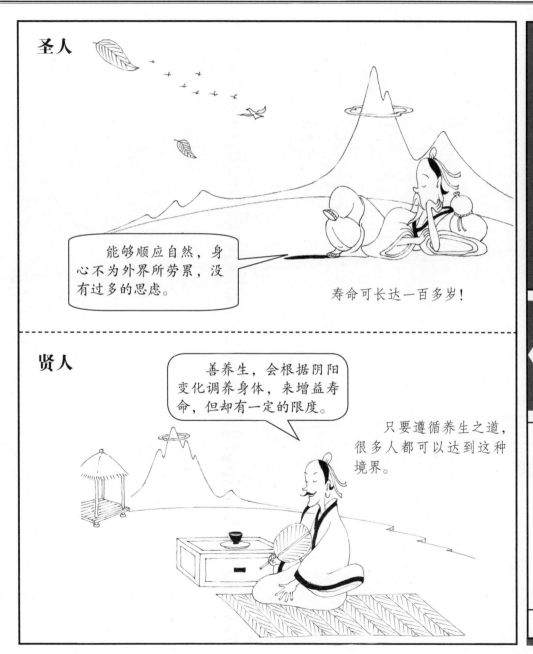

圣人

能够顺应自然，身心不为外界所劳累，没有过多的思虑。

寿命可长达一百多岁！

贤人

善养生，会根据阴阳变化调养身体，来增益寿命，但却有一定的限度。

只要遵循养生之道，很多人都可以达到这种境界。

为何普通人寿命很短

在黄帝时代，岐伯已经认为当时的人内心思虑、贪欲太多，导致精神涣散后难以收聚回去，从而影响病人的身体康复。在瞬息万变的现代社会，人们的心思更容易被各种各样的事所占据，更难收聚在一起。

图解百姓天天养生丛书

健康顺时生活立春雨水惊蛰篇

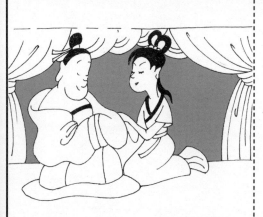

普通人纵情色欲，而使精气枯竭，真元耗散。

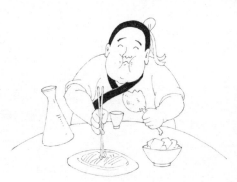

不懂得保持精力充沛，不断地劳心伤肺，生活起居毫无规律。

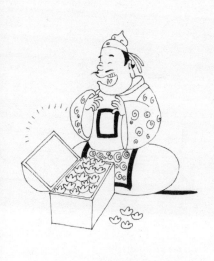

日常生活中各种诱惑越来越多。

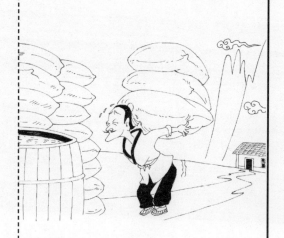

生活的压力也越来越大。

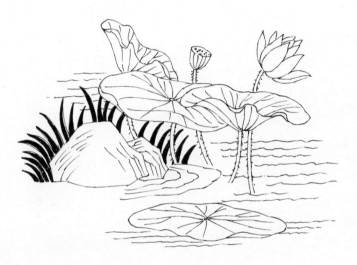

水的本性是清澈的，但因为泥土混杂在水中，才不能清澈。

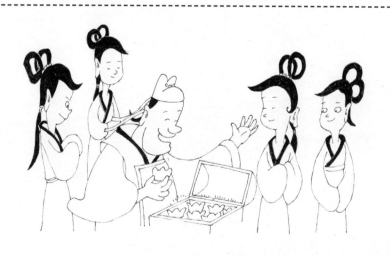

人的天性原本是可以长寿的，但因为身外之物不断搅扰，所以很难长寿。

中医讲究"闭三宝，藏神明"

中医表明精、气、神，是人体的内三宝；耳、目、口，则是人体的外三宝。想要长命百岁，就要使内三宝不随外物而耗损，外三宝不诱惑内心而扰动内三宝。

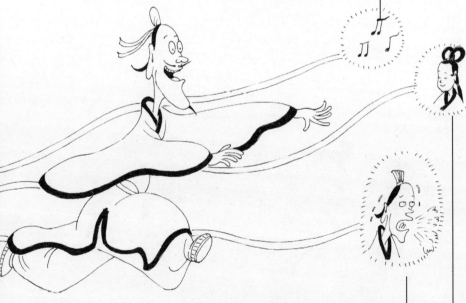

人一旦紧跟世间的声色，如耳朵紧聆外界的声音，其精气因此会受损而气耗散而不能稳固。

嘴巴总是不停地说话，说话间气流走而不能聚集在体内。

若眼睛总沉溺于五色间，其神气因此而消散而不能集中。

汉代著名养生家魏伯阳曾说耳、目、口是人体三大宝，应该时常关闭它们，使其不与外界相通。因为耳朵是人体的精窍，眼睛是人体的神窍，口鼻是人体的气窍。

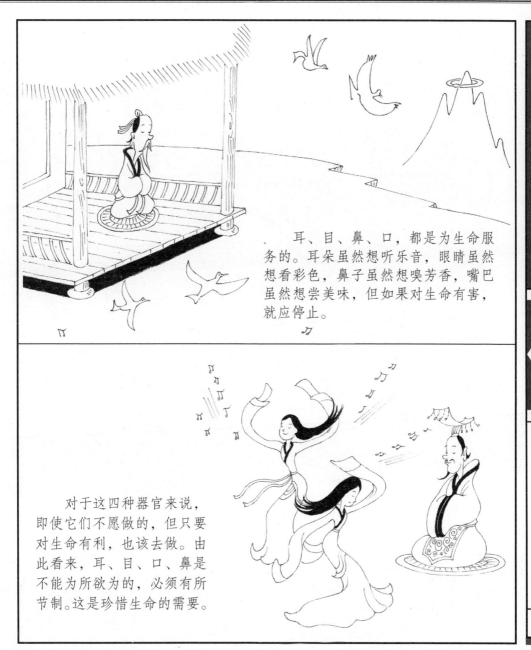

耳、目、鼻、口，都是为生命服务的。耳朵虽然想听乐音，眼睛虽然想看彩色，鼻子虽然想嗅芳香，嘴巴虽然想尝美味，但如果对生命有害，就应停止。

对于这四种器官来说，即使它们不愿做的，但只要对生命有利，也该去做。由此看来，耳、目、口、鼻是不能为所欲为的，必须有所节制。这是珍惜生命的需要。

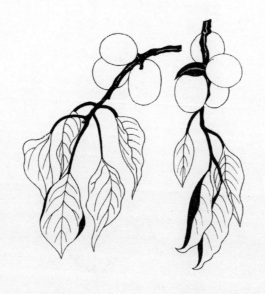

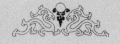

第二章

春季养肝概要

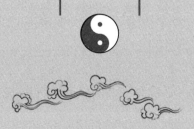

知己知彼，方好养肝

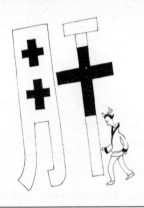

脏腑之间的相互关系

肝与五脏六腑之间的关系

人体中的五行表解

五味养五脏

足厥阴肝经循行路线

肝的生理功能

肝与形窍志液的关系

脏腑之间的相互关系

　　脏与腑是表里互相配合的，一脏配一腑，脏属阴为里，腑属阳为表。脏腑的表里是由经络来联系，即脏的经脉络于腑，腑的经脉络于脏，彼此经气相通，互相作用，因此脏与腑在病变上能够互相影响，互相传变。

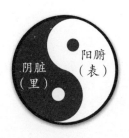

脏与腑的关系

　　脏属阴，腑属阳，脏为里，腑为表，一脏一腑，阴阳表里互为配合，并有经脉相互络属，从而构成脏腑之间的密切关系。

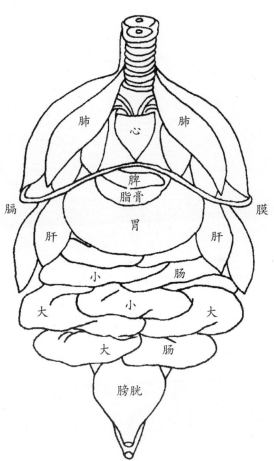

　　脏和腑是根据内脏器官的功能不同而加以区分的。脏，包括肝、心、脾、肺、肾五个器官（五脏），主要指胸腹腔中内部组织充实的一些器官，它们的共同功能是贮藏精气。精气是指能充养脏腑、维持生命活动不可缺少的营养物质。

　　腑，包括胆、胃、大肠、小肠、膀胱、三焦六个器官（六腑），大多是指胸腹腔内一些中空有腔的器官，它们具有消化食物，吸收营养、排泄糟粕的功能。

肝与五脏六腑之间的关系

心与肝：血液的运行和情志活动

心为血液循环的动力，肝是贮藏血液的重要脏器，所以心血旺盛，肝血贮藏也就充盈，既可营养筋脉，又能促进人体四肢、百骸的正常活动。

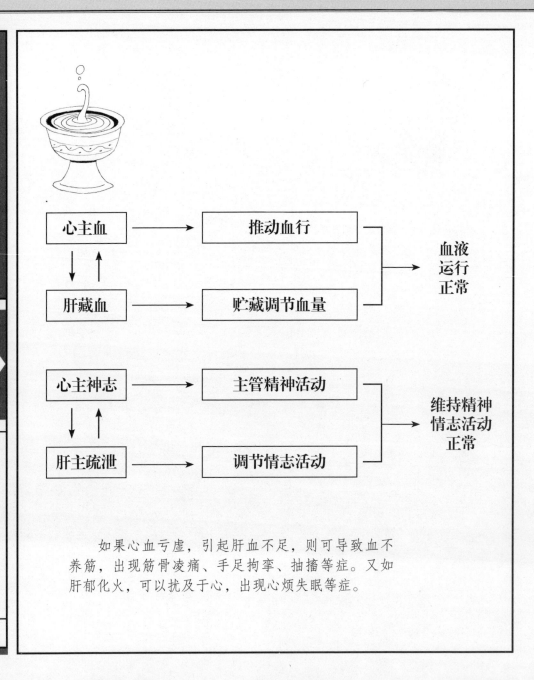

如果心血亏虚，引起肝血不足，则可导致血不养筋，出现筋骨凌痛、手足拘挛、抽搐等症。又如肝郁化火，可以扰及于心，出现心烦失眠等症。

肺与肝：一降一升，主全身气机调畅

　　肝之经脉贯脂而上注于肺，二者有一定的联系，肝气升发，肺气肃降，关系到人体气机的升降运行。若肝气上逆，肺失肃降，可见胸闷喘促。肝火犯肺，又可见胸胁痛、干咳或痰中带血等症。

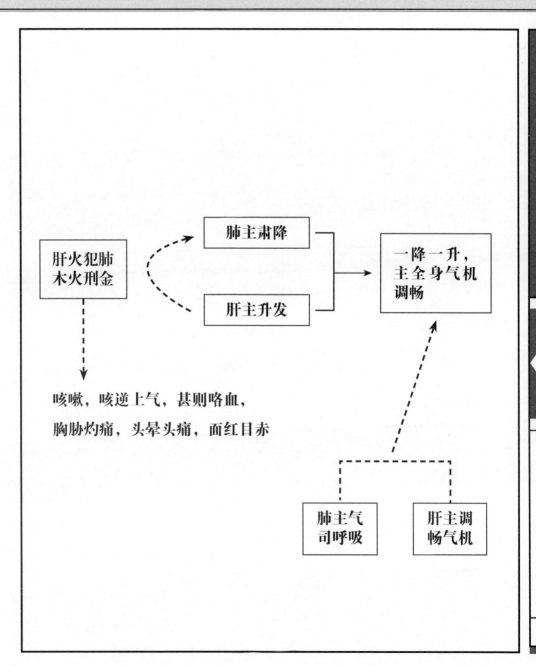

肝与脾：水谷运化和血的贮藏、运行

　　肝藏血，脾主运化水谷精微而生血。如脾虚影响血的生成，可导致肝血不足，出现头晕、目眩、视物不清等。肝喜条达而恶抑郁，若肝气郁结，横逆犯脾，可出现腹痛、腹泻等。

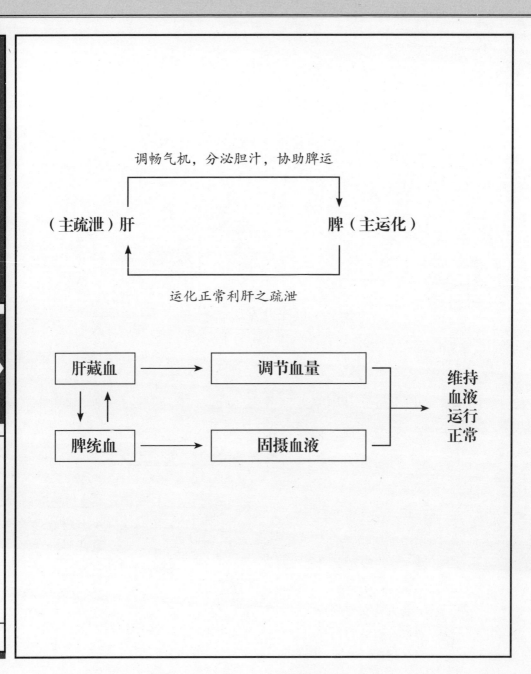

肝与肾：精和血相互滋生，相互转化

　　肾藏精，肝藏血，肝血需要依赖肾精的滋养，肾精又需肝血不断的补充，两者是互相依存，互相滋生。肾精不足，可导致肝血亏虚。反之，肝血亏虚，又可影响肾精的生成。若肾阴不足，肝失滋养，可引起肝阴不足，导致肝阳偏亢或肝风内动的证候，如眩晕、耳鸣、震颤、麻木、抽搐等。

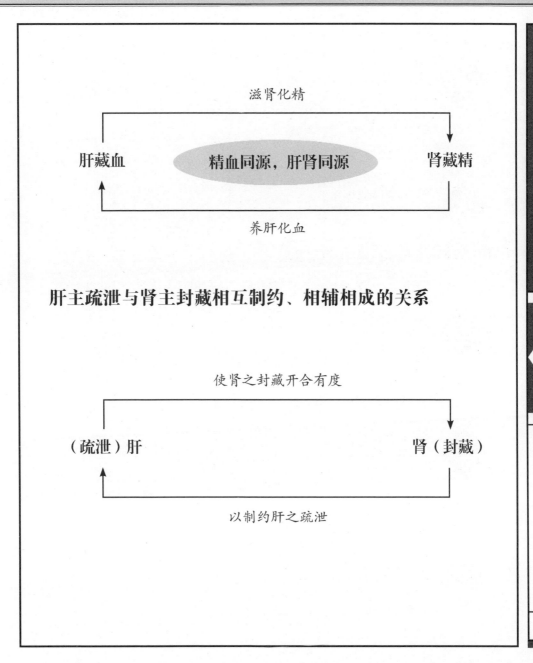

滋肾化精

肝藏血　　　精血同源，肝肾同源　　　肾藏精

养肝化血

肝主疏泄与肾主封藏相互制约、相辅相成的关系

使肾之封藏开合有度

（疏泄）肝　　　　　　　　　　肾（封藏）

以制约肝之疏泄

人体中的五行表解

中医学把人与自然的这种关系称之为"天人相应"，五行学说则把人体脏腑形体和自然界相类似的有关事物，分别归属于五行系统，从而说明人体五脏系统和自然界同类事物之间，存在着相互通应、相互影响的关系。

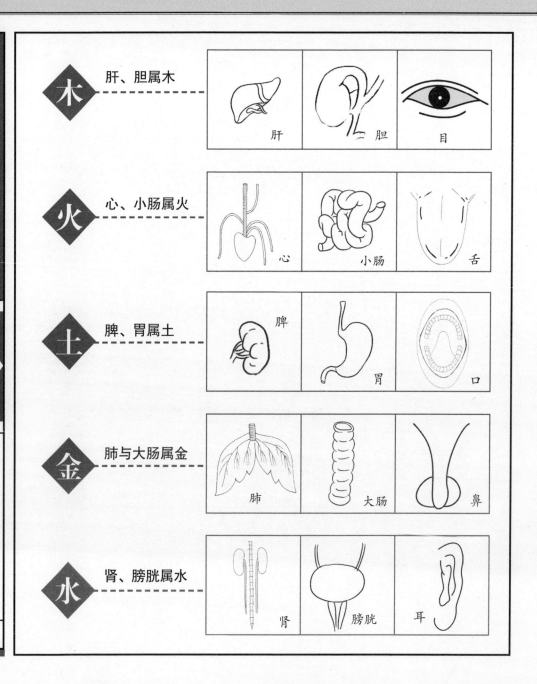

图解百姓天天养生丛书

健康顺时生活立春雨水惊蛰篇

五味养五脏

酸味食物与肝相应，有增强肝脏的功能；苦味与心相应，可增强心的功能；甘味与脾相应，可增强脾的功能；辛味与肺相应，可增强肺的功能；咸味与肾相应，可增强肾的功能。但是，在选择食物时，须五味调和，才有利于健康。

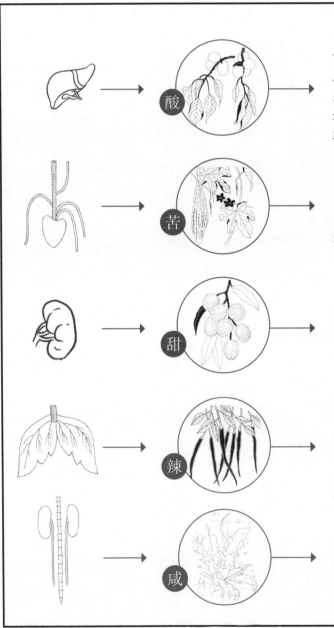

酸味食物有增强消化功能和保护肝脏的作用，常吃可以助消化，杀灭胃肠道内的病菌，还有防感冒、降血压、软化血管之功效。

古有良药苦口之说，中医认为苦味食物能泄、能燥、能坚阴，具有除湿和利尿的作用。

性甘的食物可以补养气血、补充热量、解除疲劳、调胃解毒，还具有缓解痉挛等作用。

中医认为辛味食物有发汗、理气之功效。这些食物既能保护血管、又可调理气血、疏通经络，经常食用，可预防风寒感冒。

咸为五味之冠，百吃不厌。中医认为咸味食物有调节人体细胞和血液渗透、保持正常代谢的功效。

足厥阴肝经循行路线

　　起于足趾二节间丛毛的边缘，沿足背上缘行至内踝前一寸，再至踝上八寸，交出于足太阴脾经的后面，上行过膝内侧，沿大腿内侧入阴毛中，左右交叉，环绕阴器，向上抵小腹，挟行于胃的两旁，联属肝脏，络于与本经相表里的胆腑，向上穿过膈膜，散布于胁肋，再沿喉咙后面，绕到面部至喉咙的上窍，连目系，出额部，与督脉相会于头顶的百会。

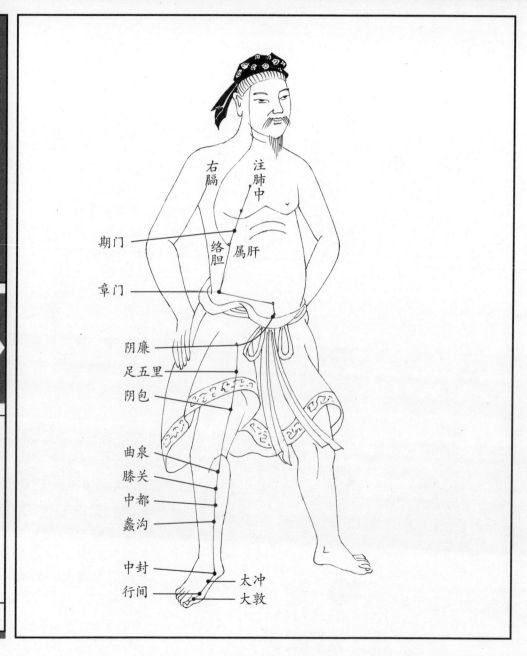

肝的生理功能

主疏泄

疏，疏通；泄，发泄、升发之意。反映了肝为刚脏，主升、主动的生理特点。为调畅全身气机、推动血和津液运行的一个重要环节。其疏泄的功能主要表现在以下几个方面：调畅气机、促进脾胃运化、调畅情志。

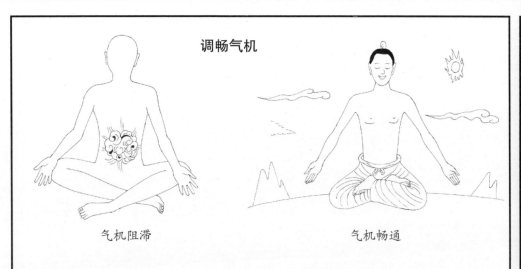

调畅气机

气机阻滞

气机畅通

中医讲究气血，经脉的运行。如果气机畅通无阻，则体内气血运行通畅，脏腑气机阻滞的问题就不存在；如果气机阻滞，则脏腑气机阻滞也就形成了。

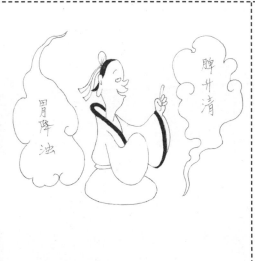

促进脾胃运化

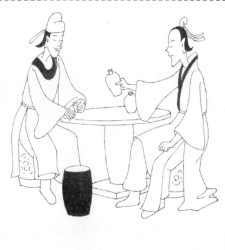

调畅情志

调畅全身

气机，即气的升降出入运动。机体的脏腑、经络、器官等的活动，全赖于气的升降出入运动。

肝的生理特点为主升、主动，这对于气机的疏通、畅达、升发，是一个重要的有利因素。

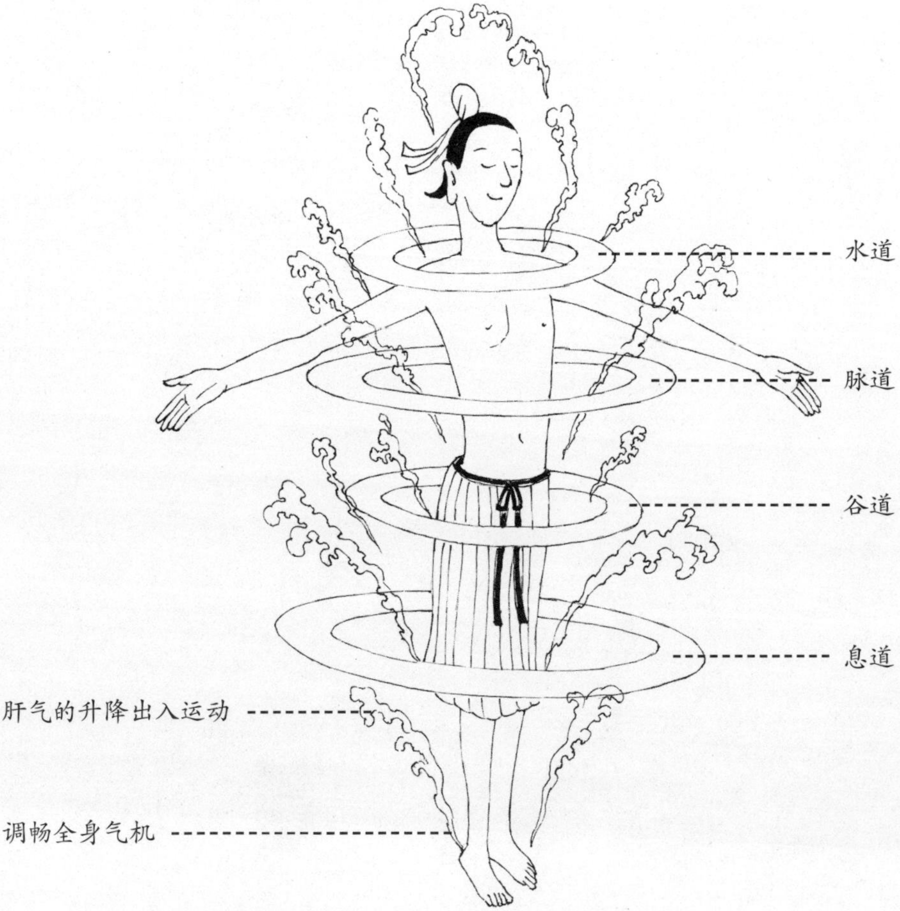

水道

脉道

谷道

息道

肝气的升降出入运动

调畅全身气机

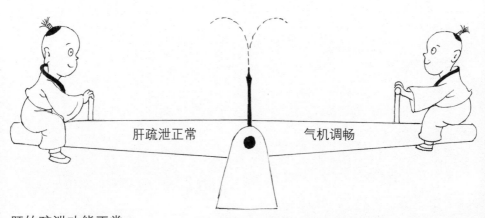

肝疏泄正常　　　　气机调畅

肝的疏泄功能正常

　　肝的疏泄功能正常，则气机调畅，气血和调，经络通利。脏腑、器官等的活动也就正常和调。

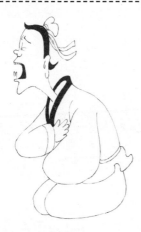

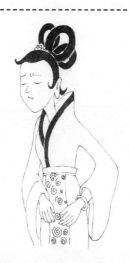

肝的疏泄功能异常

　　肝的疏泄功能异常，则气的升发就显得不足，气机的疏通和畅达就会受阻，从而形成气机不畅、郁结的病理变化，从而会出现胸肋、两乳和少腹等某些局部的胀痛不适等现象。

肝升发太过

则气的升发就显过亢，气的下降就不及，从而形成肝气上逆的病理变化，出现易怒、头目胀痛、面红目赤等病理表现。

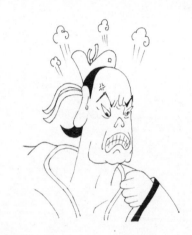

易怒

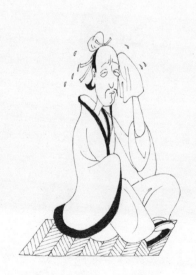

头目胀痛

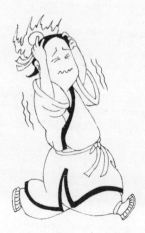

面红目赤

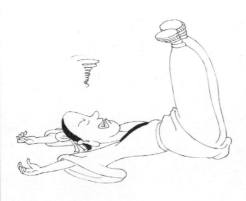

肝升发太过

则气随血逆，而导致吐血、咯血等血从上溢的病理变化。甚则可导致猝然昏不知人，中医称之"气厥"。

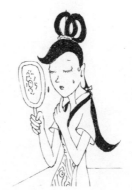

血的运行和津液的输布代谢，亦有赖于气的升降出入运动。因此，气机郁结，会导致血行障碍，从而形成血瘀或为肿块，在妇女则可导致经行不畅、痛经、闭经等。

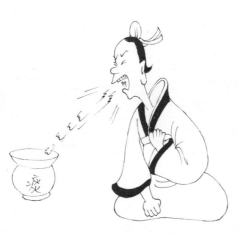

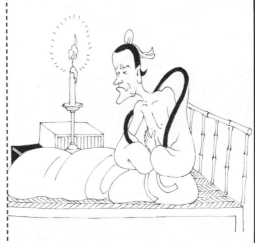

气机的郁结，也会导致津液的输送代谢的障碍，从而产生痰、水等病理产物。或为痰阻经络而成痰核，或为水停而成鼓胀。

促进脾胃的运化功能

　　脾胃运化功能正常与否，直接影响着脾的升清与胃的降浊之间的关系是否协调平衡。而肝的疏泄功能，往往与脾胃的升降密切相连。肝的疏泄功能正常同时也是脾胃正常升降的一个重要条件。

图解百姓天天养生丛书

健康顺时生活立春雨水惊蛰篇

38

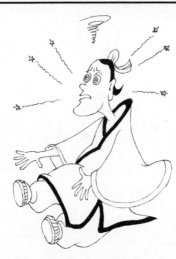

　　肝疏泄功能发生障碍，既会影响脾的升清功能，则会出现在上为眩晕，在下为飧泄。

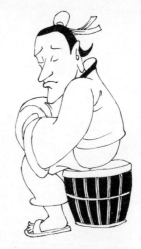

　　肝疏泄功能发生障碍，会影响胃的降浊功能，在上为呕逆嗳气，在中为脘腹胀满疼痛，在下为便秘。

　　胆与肝相连，胆汁是肝气之余，积聚而成。胆汁的分泌与排泄，直接取决于肝疏泄功能是否正常。胆汁分泌与排泄功能正常，同时也有助于脾胃的运化。

　　肝疏泄功能正常，既有助于脾胃的运化功能，又能体现于胆汁的分泌与排泄。

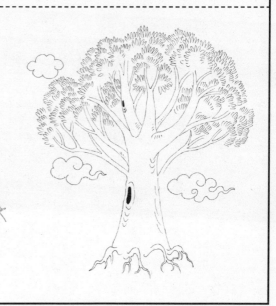

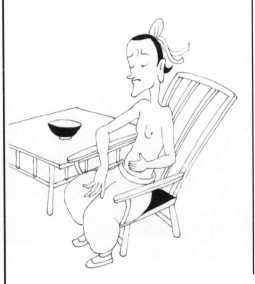 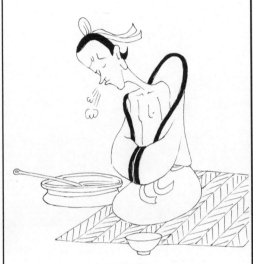

　　肝气郁结,则可影响胆汁的分泌与排泄,从而出现肋下胀满、疼痛、口苦、纳食不化,甚则出现黄疸等证。

调畅情志

　　五脏之中，心与情志关系较为密切，心主血脉，主藏神，精神、情志主要是心神的生理功能，而心神的物质基础是气血。《明医杂著医论》曰："肝为心之母，肝气通，则心气和，肝气滞，则心气乏。"正常的情志活动，主要依赖于气血的正常运行，情志异常则干扰气血的正常运行，故肝主疏泄之所以能影响人的情志活动。

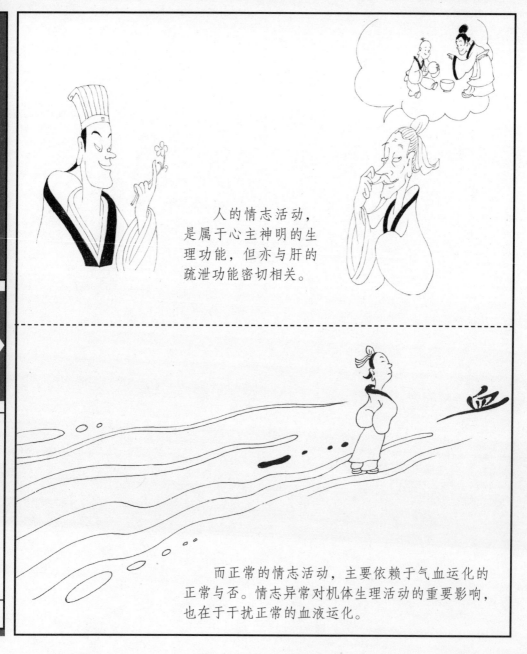

人的情志活动，是属于心主神明的生理功能，但亦与肝的疏泄功能密切相关。

而正常的情志活动，主要依赖于气血运化的正常与否。情志异常对机体生理活动的重要影响，也在于干扰正常的血液运化。

疏泄功能正常，气机调畅，气血和调

肝的疏泄功能具有调畅情志的作用，实际则由调畅气机功能所派生的。

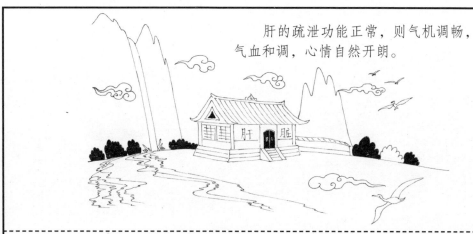

肝的疏泄功能正常，则气机调畅，气血和调，心情自然开朗。

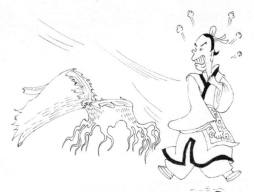

肝气郁结，心情易于抑郁，若外加刺激影响，则抑郁难解。

肝升泄太过，阳气升腾而上，则心情易急躁，易发怒，此为肝的疏泄功能对情志的影响。

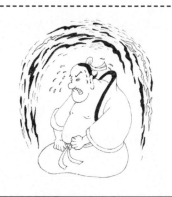

情志异常过久，则会影响肝的疏泄功能，从而导致肝气郁结，或升泄太过的病理变化。

主藏血

　　肝藏血是指肝有贮藏血液和调节血量的生理功能。

　　肝的藏血功能，主要体现于肝内必须贮存一定的血量，以制约阳气的升腾，勿使过亢，以维护肝的疏泄功能，使之冲和条达。

　　除肝藏血外，亦有防止出血的重要功能。同时还分管人体各部分血量的分配工作，特别是对外周血量的调节起着主要的作用。

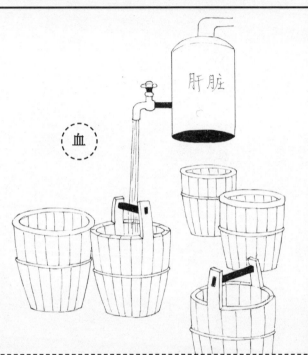

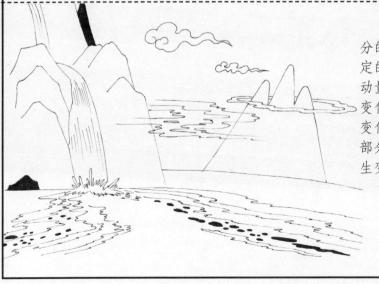

　　通常，人体各部分的血量，是较为恒定的。但随着机体活动量的增减，情绪的变化，以及外界气候变化等因素，人体各部分的血量也随之发生变化。

当机体剧烈活动或情绪激动时，肝脏就会把贮存的血向外周输布，以供需要。

当机体处于安静休息及情绪安稳时，则机体外周的血液需要理则相对减少，故部分血液便藏之于肝。正所谓"故人卧则血归于肝"。

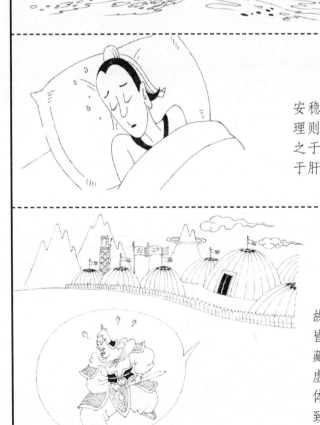

由于肝具有藏血功能，故人体各部分的生理活动，皆与肝有着紧密联系。若肝藏血功能失调，则会引起血虚或出血，同时也会引起机体许多部分由于血液失常导致的病变。

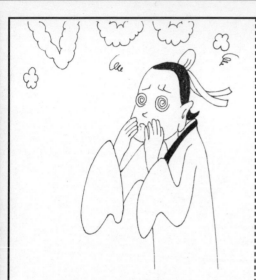

肝血不足，目所失养，则眼睛干涩昏花，或为夜盲。

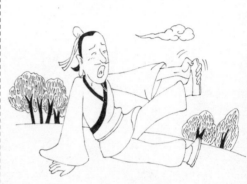

肝血不足，筋所失养，则筋脉拘急，肢体麻木、屈伸不利等。

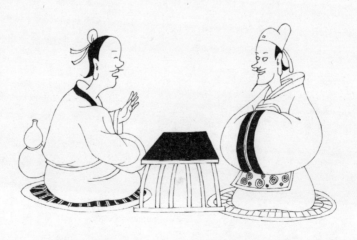

故《素问·五脏生成篇》载："肝受血而能视，足受血而能步，掌受血而能握，指受血而能摄。"

肝血不足或肝藏血功能
受损，则会引起月经量少甚
则闭经，或经量过多，甚则
崩漏等证。

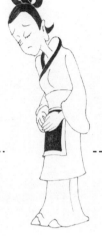

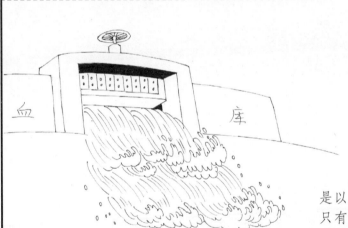
血　　　　库

肝的调节血量功能，
是以贮藏血液为前提的，
只有充足的血量贮备，才
能有效地进行调节。

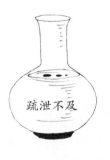
疏泄不及

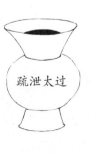
疏泄太过

所以，肝的调节血量功能，
必须是藏血与疏泄功能之间相互
协调、相互平衡，才能得到顺利
完成。疏泄不及或疏泄太过均会
导致肝调节血量的功能受损。

肝藏魂

魂和神一样，都是以血为其主要物质基础的，心主血，故藏神，肝藏血，故藏魂。正如藏象学说所说："随神往来胃之魂。"魂乃神之变，为神所派生。

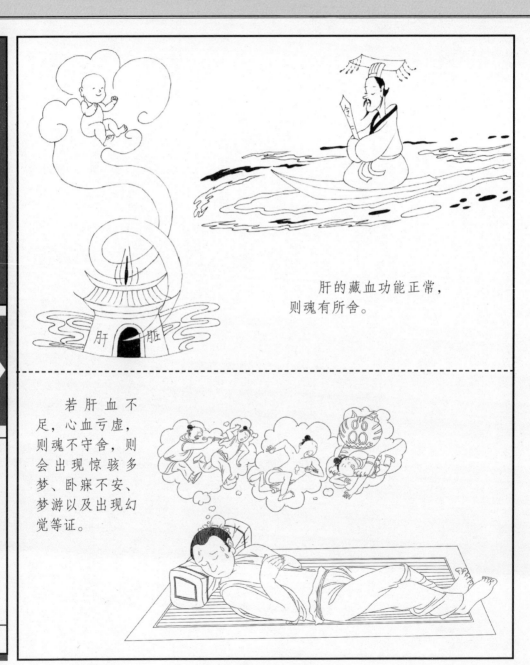

肝的藏血功能正常，则魂有所舍。

若肝血不足，心血亏虚，则魂不守舍，则会出现惊骇多梦、卧寐不安、梦游以及出现幻觉等证。

肝与形窍志液的关系

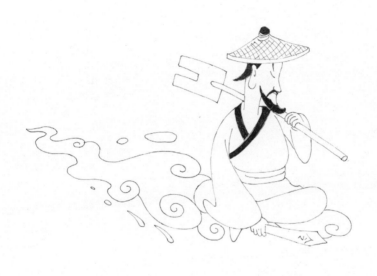

肝在体合筋，其华在爪

肝在志为怒

肝开窍于目

肝在液为泪

肝在体合筋，其华在爪

《灵枢·九针论》有"肝主筋"之说。这主要是由于筋膜有赖于肝血的滋养。

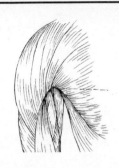

筋即筋膜，附着于骨而聚于关节，为联结肌肉、关节的组织。

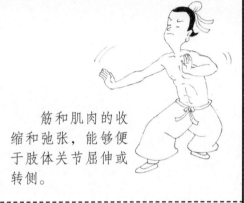

筋和肌肉的收缩和弛张，能够便于肢体关节屈伸或转侧。

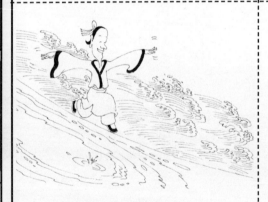

筋膜依赖于肝血的滋养，肝血充盈，方能养筋；筋得其所养，才能身轻体健，运转自如。

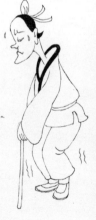

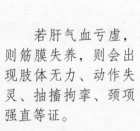

若肝气血亏虚，则筋膜失养，则会出现肢体无力、动作失灵、抽搐拘挛、颈项强直等证。

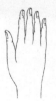 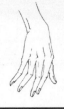

爪，爪甲。肝血充盈与否，直接影响爪甲的荣枯。肝血充足，则爪甲坚韧明亮；若肝血亏虚，则爪甲软薄，枯而色夭，甚则变形脆裂。

肝在志为怒

怒是一种不良刺激的情志变化。大怒可使气血上逆阳气升泄，引起呕血、飧泄。故《素问·举痛论》说："怒则气逆，甚则呕血、飧泄，故气上矣。"由于肝主疏泄，阳气升发，为肝之用，故说肝在志为怒。

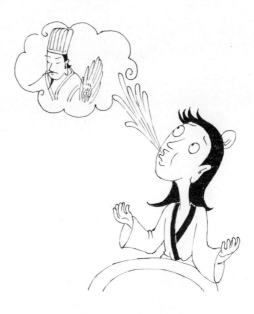

周瑜并不是被诸葛亮气死的，是他自己控制不住怒气，因怒伤肝致气血损伤而亡的。

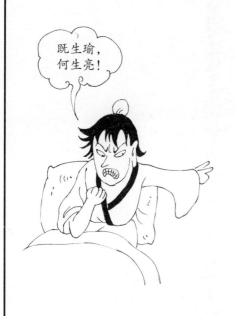

《黄帝内经》中也有"大怒则形气绝，而血菀于上，使人薄厥"。肝失疏泄，肝气在体内到处瞎闯。肝气犯脾，脾失运化，会感到腹胀；肝气犯胃，就会出现呃逆、吃不下东西，严重时甚至还会导致吐血。

如因大怒，则势必造成肝的阳气升发太过，故又说"怒伤肝"。反之，肝的阴血不足，肝的阳气升泄太过，则稍有刺激，即易发怒。如《素问·藏气法时论》说："肝病者，两胁下痛引小腹，令人善怒。"

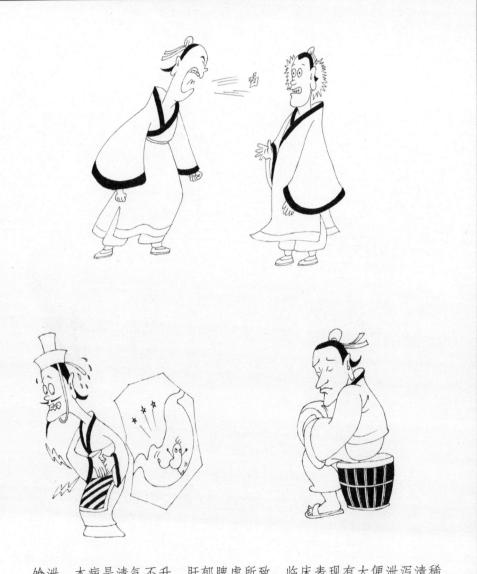

飧泄，本病是清气不升、肝郁脾虚所致。临床表现有大便泄泻清稀，并有不消化的食物残渣（完谷不化），肠鸣腹痛，脉弦缓等。

肝开窍于目

目称"精明"，是视觉器官。肝的经脉上联于目，故肝藏血，目赖肝血濡养。《灵枢·脉度》说："肝受血而能视""肝气通于目，肝和则目能辨五色矣"。

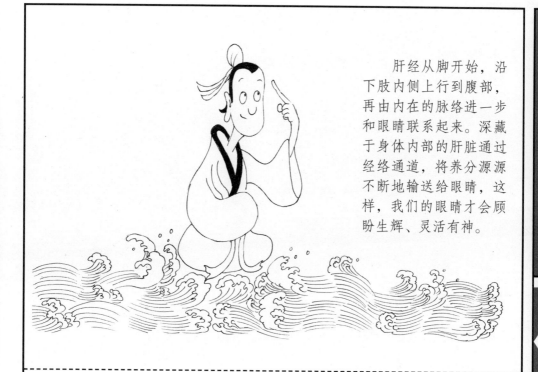

肝经从脚开始，沿下肢内侧上行到腹部，再由内在的脉络进一步和眼睛联系起来。深藏于身体内部的肝脏通过经络通道，将养分源源不断地输送给眼睛，这样，我们的眼睛才会顾盼生辉、灵活有神。

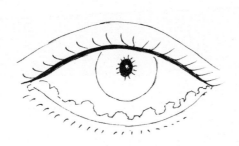

《灵枢·大惑论》载："精之窠为眼，骨之精为瞳子，筋之精为黑眼，血之精为络，其窠气之精为白眼，肌肉之精为约束，裹撷筋骨血气之精而与脉并为系，上属于脑，后出于项中。"

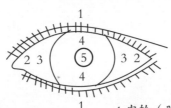

1.肉轮（胞睑）
2.血轮（两眦）
3.气轮（白睛）
4.风轮（黑睛）
5.水轮（瞳神）

若肝气血亏虚，则筋膜失养，则出会出现肢体无力、动作失灵、抽搐拘挛、颈项强直、角弓反张等证。

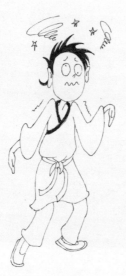

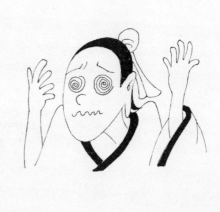

肝功能受损，通常可从目上表现出来。若肝血不足，则视物不清；肝阴不足，则两目干涩；肝经风热，则目赤痒痛；肝火上炎，则目赤生翳；肝阳上亢，则头目眩晕；肝风内动，则两目斜视等。

肝在液为泪

　　"肝之液为泪"，这是上天赐予我们每个人的自然解毒法，可以迅速化解肝毒。对于性格内向的人，一生气总爱憋在心里，一个人生闷气。这样肝气得不到宣泄，久之，则会导致肝气郁结。肝损伤，是没有办法补救的，没救只能去破。最好的办法就是哭。把所有的郁结之气通过哭宣泄出来。

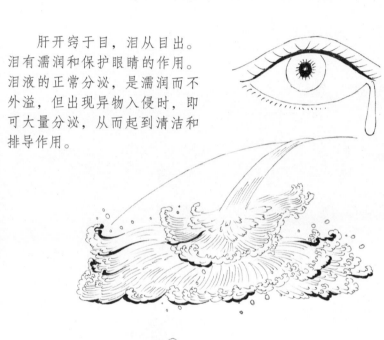

　　肝开窍于目，泪从目出。泪有濡润和保护眼睛的作用。泪液的正常分泌，是濡润而不外溢，但出现异物入侵时，即可大量分泌，从而起到清洁和排导作用。

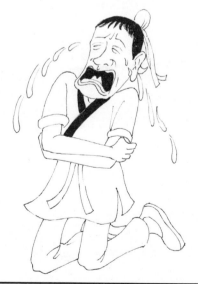

　　从中医五行看，肝木具有生发特征，在志为怒；肺金，在志为悲。金克木，悲克怒。其实，哭也是在"排毒"，哭完之后，心中的郁闷化解了，对身体就不会造成伤害了。当然，哭得太过也不好，过悲会伤肺。

哭也会消耗大量的气血，因为浊气不会自行排出，需要调动大量气血将它赶出来。所以大哭之后通常疲惫不堪，困倦思睡，这时就要及时补充气血。另外，也不可总是哭哭啼啼，像林妹妹一样，那就又会造成气血两伤了，所以凡事要恰到好处，过犹不及。

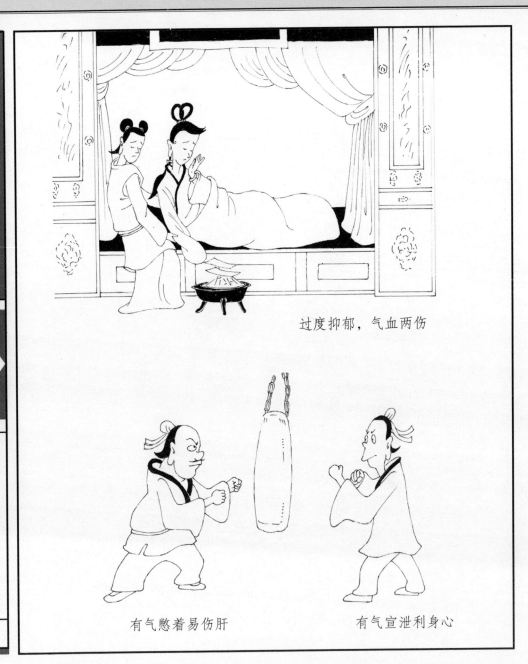

过度抑郁，气血两伤

有气憋着易伤肝　　　　有气宣泄利身心

肝病的中医辨证

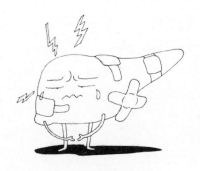

肝血不足

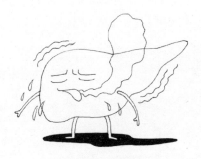

肝阳上亢

肝气郁结

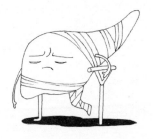

肝胆湿热

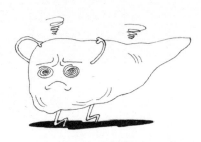

肝风内动，肝阳化风

肝血不足

　　中医认为：肝血不足不能上荣头面及濡养肢体筋脉，是血海空虚所致。肝血不足病因有三：

　　1.出血：血液流失过多。

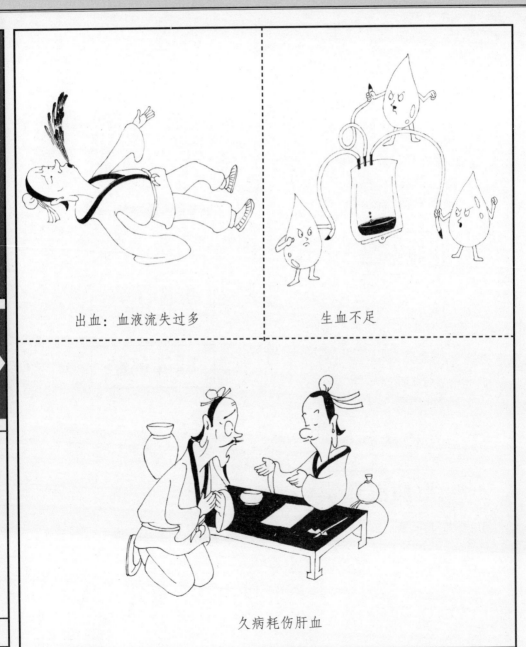

出血：血液流失过多　　　　　　　　　生血不足

久病耗伤肝血

2.生血不足。

3.久病耗伤肝血。其主要证候为：视物模糊、目干涩，面色萎黄、唇舌色淡，周身疲乏，脉细等。

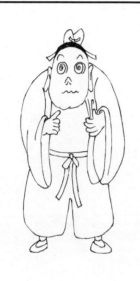

视物模糊、目干涩

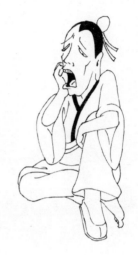

面色萎黄、唇舌色淡

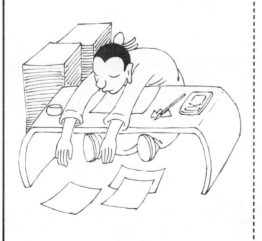

周身疲乏

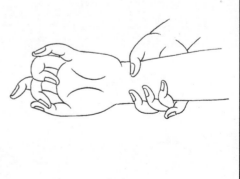

脉细

肝阳上亢

肝阳上亢的病因如下：

1.慢性疾病耗损肝肾阴液，肝阴不足则肝阳上亢。

2.郁怒焦虑，持续的紧张心情和长期的内心矛盾等精神因素超过了神经系统的耐受阈限，大脑皮层功能失调会波及内分泌及自主神经出现功能紊乱。

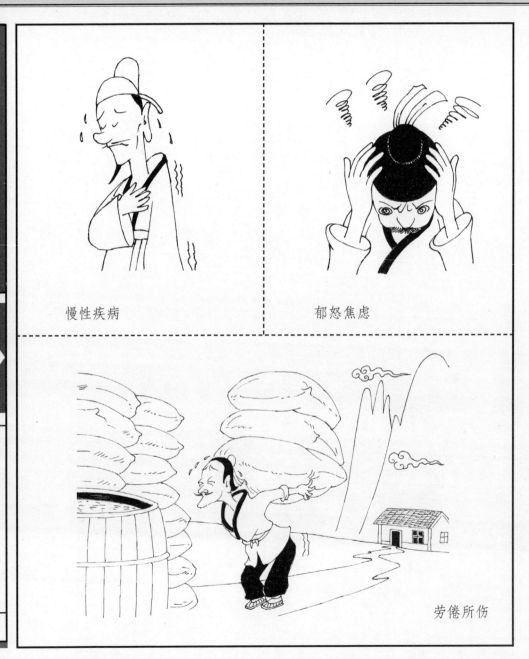

慢性疾病

郁怒焦虑

劳倦所伤

3.劳倦所伤。其主要证候为：急躁易怒、头昏目眩；面红耳赤、心悸健忘；筋骨失养、腰酸膝软；脉弦细数、手足心热等。

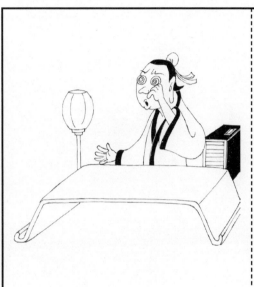

急躁易怒、头昏目眩

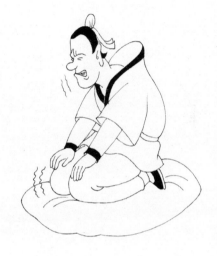

面红耳赤、心悸健忘

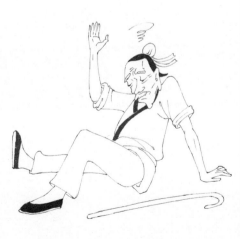

筋骨失养、腰酸膝软

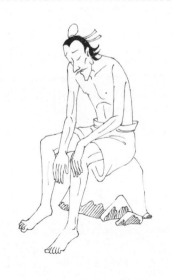

脉弦细数、手足心热

肝胆湿热

1.感受湿热之邪。

2.多食肥腻、酗酒。酗酒能损伤肝脏，可导致中毒性肝炎。

图解百姓天天养生丛书

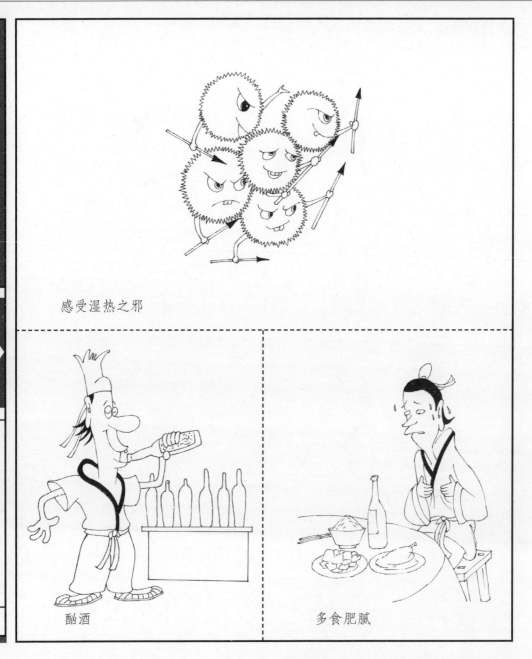

感受湿热之邪

酗酒

多食肥腻

健康顺时生活立春雨水惊蛰篇

中医学认为是"肝胆湿热内蕴，疏泄功能失常，胆汁不循常道，外溢肌肤"所致。症见脘腹痞满、体倦身重；大便溏泄、身热口苦，尿少而黄；甚至面目皮肤发黄如橘子色，舌苔黄腻，脉濡数。

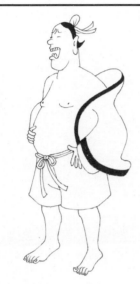

脘腹痞满、体倦身重

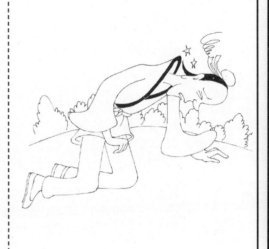

大便溏泄、身热口苦，尿少而黄

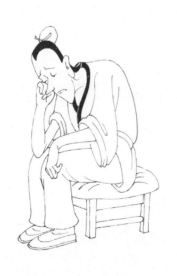

面目皮肤发黄如橘子色

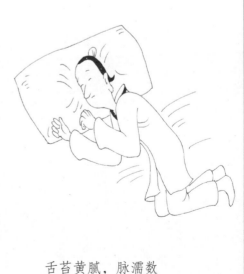

舌苔黄腻，脉濡数

肝气郁结

肝气郁结的具体病因如下：

1.外感湿热。

2.情志郁结。

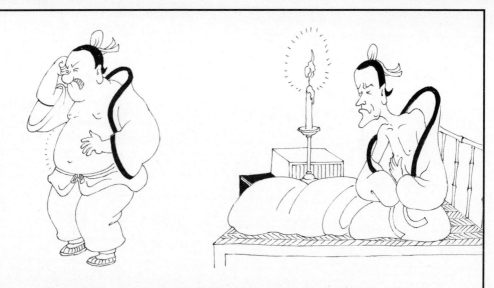

外感湿热：临床可见慢性肝炎、早期肝硬化、慢性胃炎等。

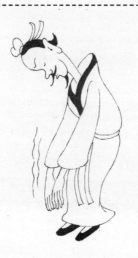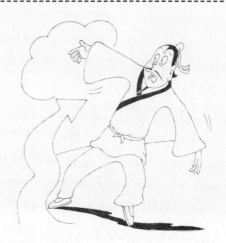

情志郁结：紧张、忧伤、焦虑等精神刺激持续存在，引起大脑皮层兴奋、抑制失调和神经、体液调节紊乱。

肝气郁结的主要证候：精神抑郁、易怒，胸闷不舒、叹气，嗳气、脘腹胀满。女性则经前期乳房胀痛。

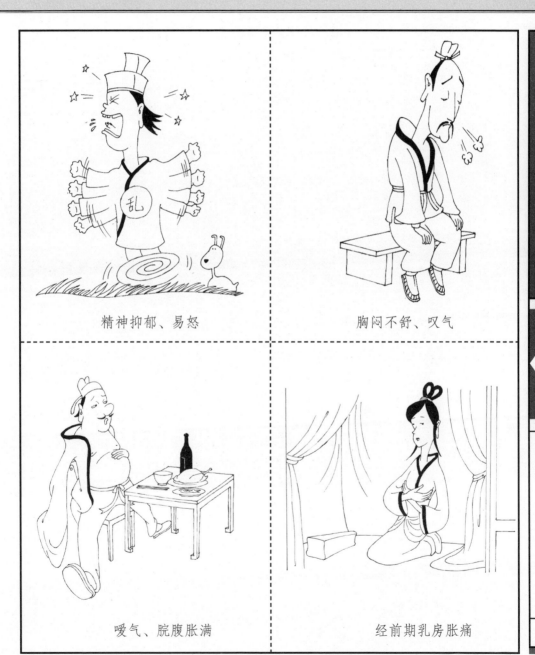

精神抑郁、易怒

胸闷不舒、叹气

嗳气、脘腹胀满

经前期乳房胀痛

肝风内动，肝阳化风

本证具体病因病机如下：眩晕是中医内风的一个重要证候。《素问·至真要大论》说"诸风掉眩，皆属于肝"，认为是由肝功能失调而发生的。

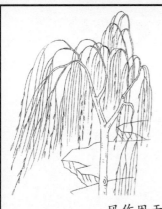

自然界的风 —— 风作用于物体最大的特性就是使物体"运动"
中医采用类比法命名

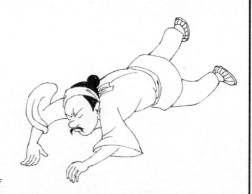

风气内动：手足震颤、头摇昏仆

中医正是类比了风的这个"动"的特性，将人体因为内在平衡失调而导致的一系列以身体动摇为特征的疾病，诸如手足震颤、头摇昏仆、口眼㖞斜，半身不遂，四肢抽搐、鼻翼翕动、点头不止、肌肉跳动、肢体痉挛、目睛上吊等，都称为"风"。

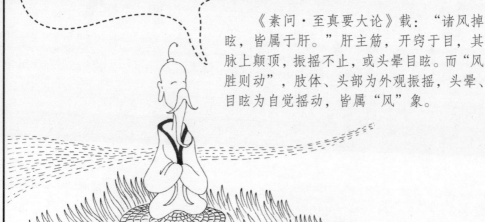

《素问·至真要大论》载："诸风掉眩，皆属于肝。"肝主筋，开窍于目，其脉上颠顶，振摇不止，或头晕目眩。而"风胜则动"，肢体、头部为外观振摇，头晕、目眩为自觉摇动，皆属"风"象。

本证的特征：眩晕、头痛，肢体麻木或震颤，猝然昏倒，脉数，口眼㖞斜、舌强不语等。

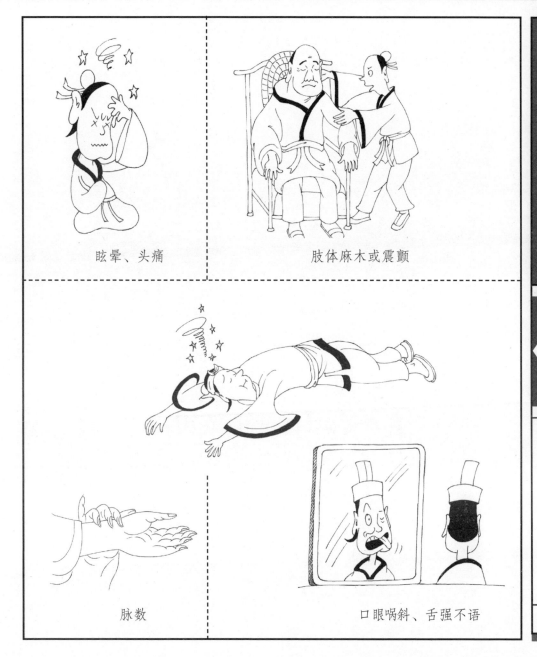

眩晕、头痛

肢体麻木或震颤

脉数

口眼㖞斜、舌强不语

春季养生要点

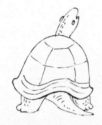

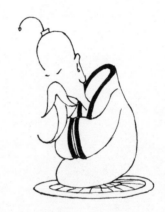

春季养生重在养阳防风邪

春季要睡好，谨防春困扰

舒展筋骨，抖擞精神

饮食、保健要跟上

春季养生重在养阳防风邪

　　春季，人体阳气顺应自然，向上向外疏发，因此要注意保卫体内的阳气，凡有损阳气的情况都应避免。

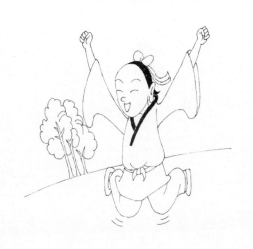

　　春季养阳不是补阳气，而是平息风阳。调畅、顺应、保养、储备是"养"的根本，也就是要保证阳气顺应春温、夏热、秋凉、冬寒的时序规律进行生、长、收、藏。

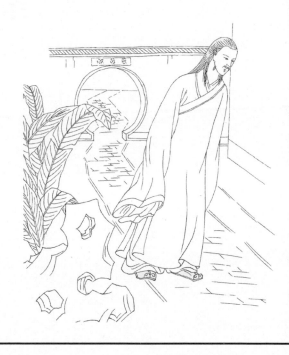

　　保暖就是养阳。春季不宜急于脱去棉服。起居应夜卧早起，免冠披发，松缓衣带，舒展形体，多参加室外活动，克服倦懒思眠状态，使自己的精神情志与大自然相适应，力求身心和谐，精力充沛。

宜多吃能温补阳气的食物

　　葱、韭菜、蒜是养阳的佳蔬良药。另一方面，要少食酸、多食甜，宜甜少酸。除此以外，建议大家多吃蔬菜和野菜，如香菜、春笋、莴笋、豆芽、菠菜、芹菜、香椿、荠菜等。

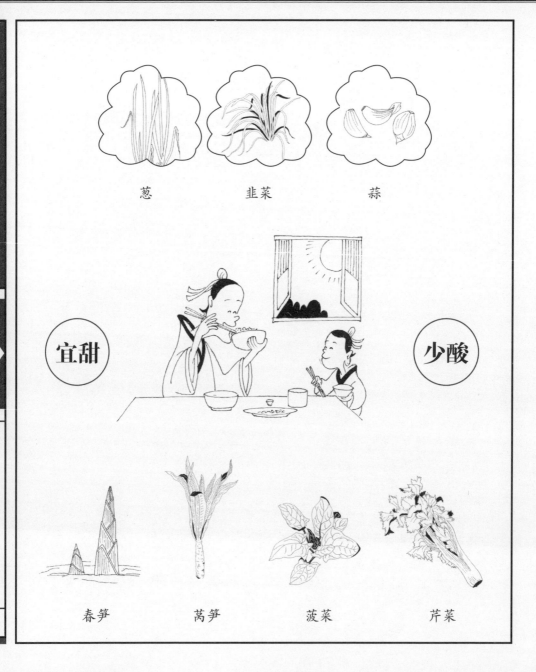

葱　　　　　　　韭菜　　　　　　蒜

宜甜　　　　　　少酸

春笋　　　　莴笋　　　　菠菜　　　　芹菜

春季养阳要做好防病保健

春天，天气由寒转暖导致各种致病的细菌、病毒随之生长繁殖。湿热毒邪开始活跃，极易诱发流行性感冒、流行性脑脊髓膜炎、麻疹、猩红热、肺炎等疾病。

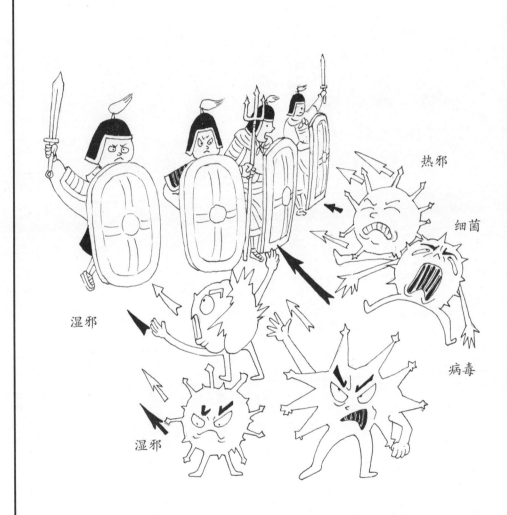

热邪

细菌

湿邪

病毒

湿邪

建议大家在预防措施中，要消灭传染源，常开窗，使室内空气流通，保持空气清新。

加强体育锻炼，提高机体的防御能力，同时加强口鼻保健，阻断温邪犯肺之路。

春季要睡好，谨防春困扰

　　春季，随着气温升高，气候逐渐变暖，人的皮肤松弛，毛孔放大，皮肤末梢血管的供血量增加，这些导致中枢神经系统发生镇静、催眠样作用，使身体困乏。民间称之为"春困"的情况，就是由于季节变化所引发的一种生理现象，此时，调整好睡眠，对春季养生极为重要。

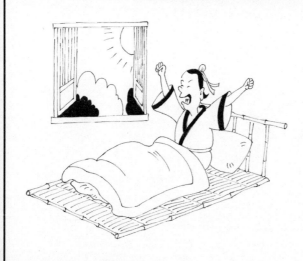

　　睡眠习惯要改变。度过了整个冬季，人们似乎已经习惯了早睡晚起的日子，但是寒冷的冬天已经过去，人们的这种作息时间也要跟着季节的变化而改变。

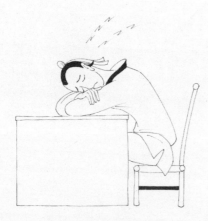

　　午睡时间虽然很短，却和大睡作用一样。午睡不但可以增强体力、消除疲劳、提高午后的工作效率，同时还具有增强机体防护功能的作用。

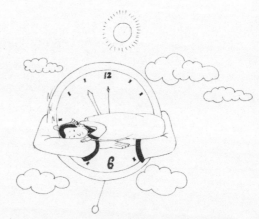

　　子时睡前"先睡心，后睡眼"。在睡前半小时应使情志平稳，心思宁静，摒弃一切杂念；要稍事活动身体；睡前要洗面、洗脚，按摩面部和搓脚心的涌泉穴。

枕首法

　　犯困时，先吸气，双手从两侧往上抬，交叉枕在脑后；然后吐气，顺势弓身低头，保持1分钟；之后再慢慢挺直身体吸气，再吐气，最后两手慢慢放下，全身放松，连续5次，便能振奋精神，让周公悻悻而归。

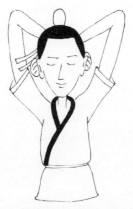

吸气，两手从两侧往上抬，交叉枕在脑后。

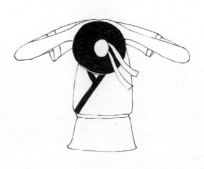

吐气，顺势弓身低头。

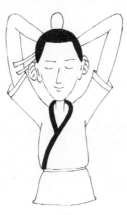

吸气，慢慢起身，吐气。

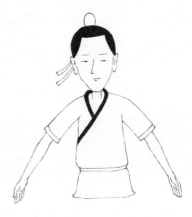

两手慢慢放下，身形回正，全身放松。

　　枕首法最大的功效就是在精神不佳时练习，能在短时间内提神醒脑，提振精神。

舒展筋骨，抖擞精神

　　春天是运动锻炼的最佳时节。冬季里人们的活动主要在室内进行，因而各脏腑器官功能都有所下降。到了春季，气候转暖，人体内的阳气经过一冬的闭藏，也应该在春阳生发之际随春生之势而动，向外升发以与天地之气相应，这时就应该多参加一些户外锻炼，舒展肢体、活动筋骨。

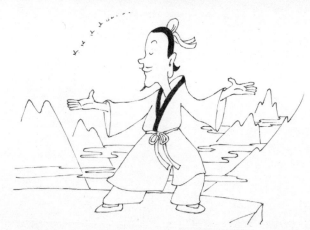

　　春天是疾病多发季节，平时要坚持体育锻炼，增强人体免疫力。春季进行适当的健身训练既能强健身休，又可以充分地享受大自然的活力。

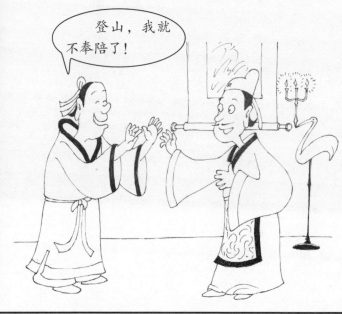

登山，我就不奉陪了！

　　根据自己的身体状况选择适合自己的运动项目。如果只是盲目地选择运动项目，不仅不会达到健身的目的，相反还会对身体不利。

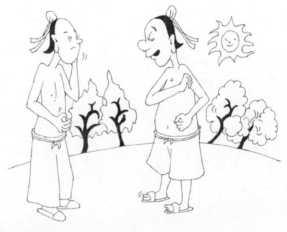

　　春季健身运动量不宜过大，否则会使津液消耗过多，损伤阳气；还会因出汗过多，毛孔开泄，易受风邪。另外，春季锻炼时肢体不要过于裸露。并且在运动过后，如果衣服潮湿的话，要及时更换衣服，以防着凉感冒。

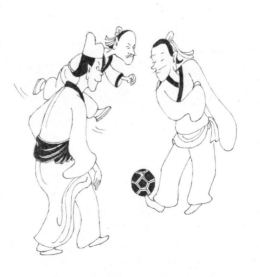

　　最佳的锻炼时间是黄昏和晚间。因为下午人体节律处于下降阶段，适当运动可加速运转，并且下午和晚间花木绿茵处都聚积了大量的氧气，此时的空气比较干净。

饮食、保健要跟上

春季养生要顺应春天阳气生发，万物始生的特点，要注意保护阳气，主要着眼于一个"生"字。按照自然界的属性，春属木，同肝相应。因此在饮食调养上要考虑春季阳气初生，应当注意养肝护肝。

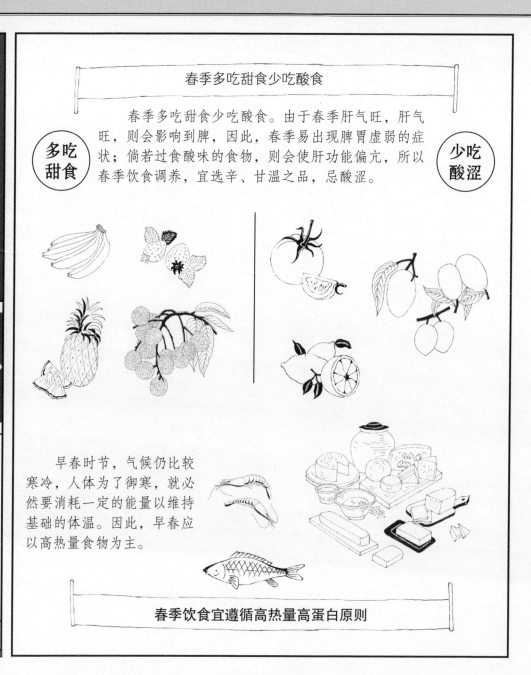

春季多吃甜食少吃酸食

春季多吃甜食少吃酸食。由于春季肝气旺，肝气旺，则会影响到脾，因此，春季易出现脾胃虚弱的症状；倘若过食酸味的食物，则会使肝功能偏亢，所以春季饮食调养，宜选辛、甘温之品，忌酸涩。

多吃甜食

少吃酸涩

早春时节，气候仍比较寒冷，人体为了御寒，就必然要消耗一定的能量以维持基础的体温。因此，早春应以高热量食物为主。

春季饮食宜遵循高热量高蛋白原则

图解百姓天天养生丛书

健康顺时生活立春雨水惊蛰篇

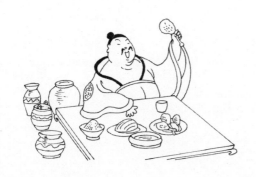

饮食要讲究清淡，忌油腻、生冷以及刺激性食物。另外，春季是蔬菜的淡季，但野菜和山菜的生长期却往往早于一般蔬菜，并含有丰富的维生素，可多食用。

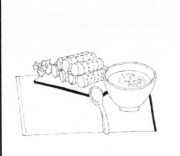
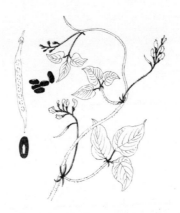
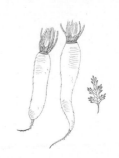
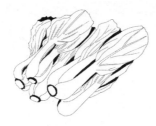
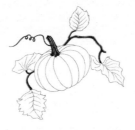

春季饮食要选择比较有效的抗病毒性食物。这类食物有小油菜、山药、牛蒡、芦笋、洋葱、红豆、胡萝卜、南瓜等。另外，还要多食富含维生素E的食物，以增强人体的免疫力，比如蛋黄和豆类等。

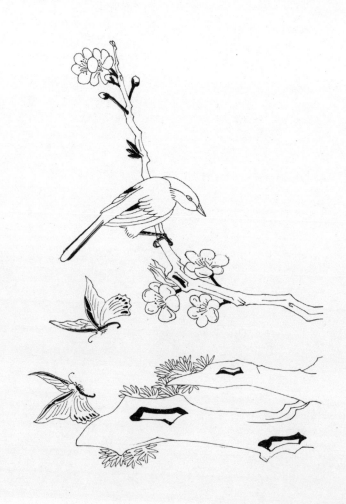

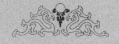

第三章

立春节气话养生

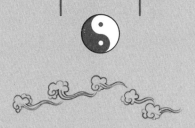

立春节气思维导图

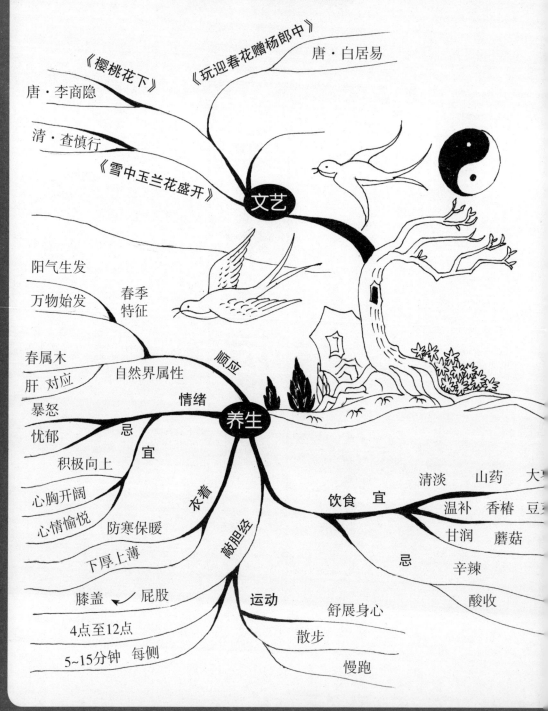

《玩迎春花赠杨郎中》 唐·白居易

《樱桃花下》

唐·李商隐

清·查慎行

《雪中玉兰花盛开》

文艺

阳气生发

万物始发

春季特征

春属木

肝 对应 自然界属性 顺应

暴怒

忧郁 情绪

积极向上 忌

心胸开阔 宜

心情愉悦 衣着

防寒保暖

下厚上薄

敲胆经

膝盖 ← 屁股

4点至12点 运动

5~15分钟 每侧

养生

饮食 宜

清淡 山药 大枣

温补 香椿 豆芽

甘润 蘑菇

忌 辛辣

酸收

舒展身心

散步

慢跑

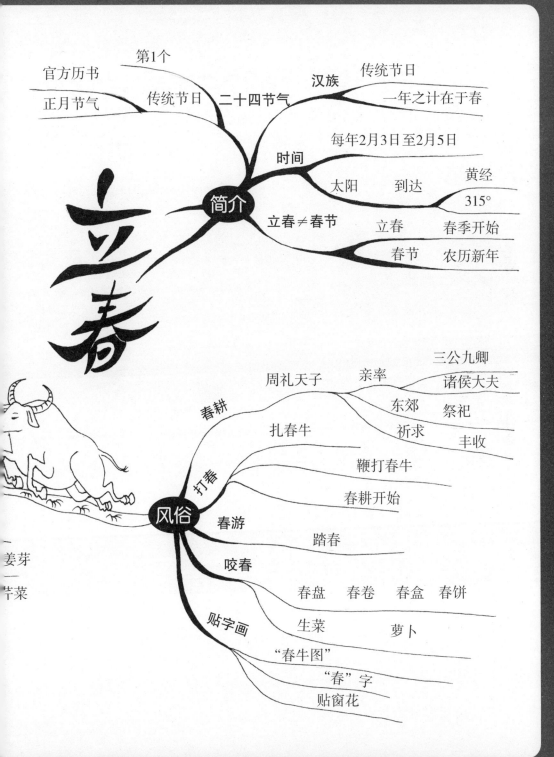

立春

简介

- 二十四节气
  - 第1个
  - 传统节日
    - 官方历书
    - 正月节气
  - 汉族
    - 传统节日
    - 一年之计在于春
- 时间
  - 每年2月3日至2月5日
  - 太阳 到达 黄经 315°
- 立春 ≠ 春节
  - 立春 春季开始
  - 春节 农历新年

风俗

- 春耕
  - 周礼天子 亲率
    - 三公九卿
    - 诸侯大夫
  - 东郊 祭祀
  - 祈求 丰收
- 打春
  - 扎春牛
  - 鞭打春牛
  - 春耕开始
- 春游
  - 踏春
- 咬春
  - 春盘 春卷 春盒 春饼
  - 生菜 萝卜
  - 姜芽
  - 芹菜
- 贴字画
  - "春牛图"
  - "春"字
  - 贴窗花

立春节气要知晓

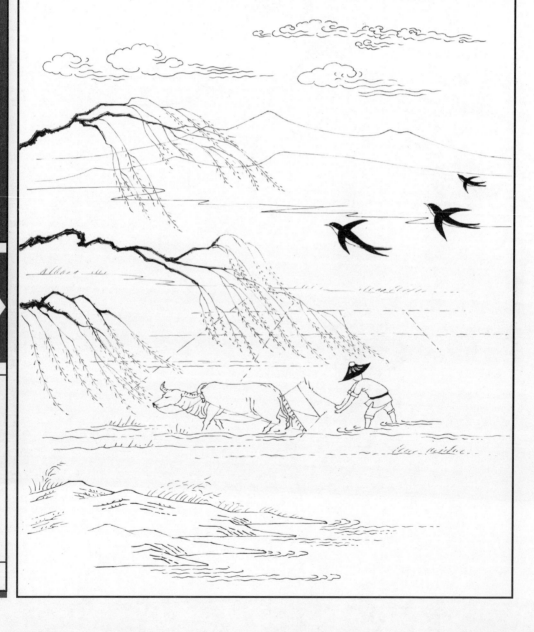

星象物候

天气转暖，春回大地

　　立春，又称"打春"，是二十四节气之一。"立"是"开始"的意思，"春"表示季节，所以中国以立春为春季的开始，每年的2月3~5日，太阳到达黄经315°时，即为立春。

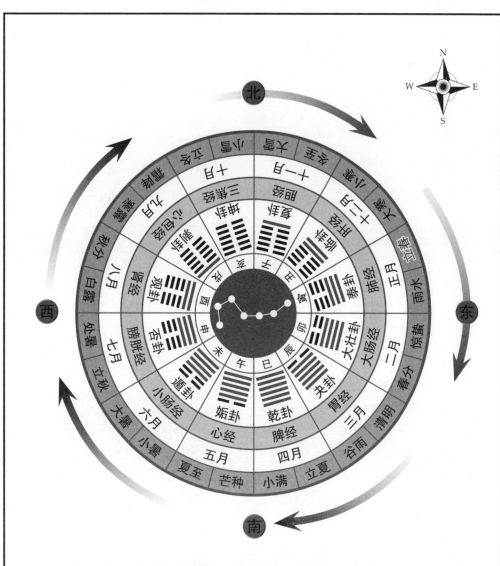

　　南宋张栻《立春偶成》诗说："律回岁晚冰霜少，春到人间草木知。"草木生长于土壤之中，立春后温度渐升，隆冬景象由南向北逐渐消退，越冬作物开始返青，春色已慢慢来临。

立春三候

一候东风解冻，二候蛰虫始振，三候鱼陟负冰。

一候东风解冻

东风送暖，大地开始解冻。

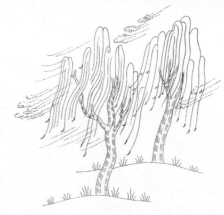

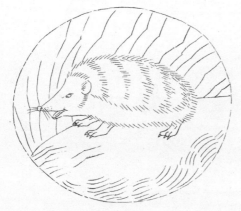

二候蛰虫始振

立春五日后，蛰居的虫类慢慢在洞中苏醒。

三候鱼陟负冰

再过五日，河里的冰开始溶化，鱼开始在水面上游动。

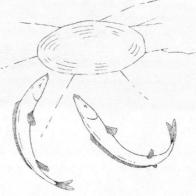

立春花信风

一候迎春，二候樱桃，三候望春。

一候迎春

迎春花花色端庄秀丽，气质非凡，具有不畏寒威，不择风土，适应性强的特点。

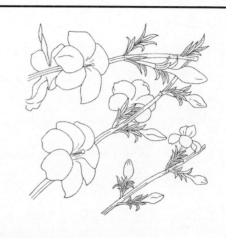

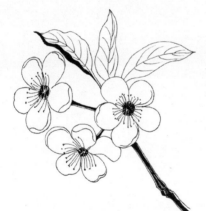

二候樱桃

樱桃花，一枝两枝千万朵。花砖曾立摘花人，窄破罗裙红似火。

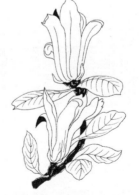

三候望春

望春其实就是玉兰花，每当玉兰花开之后，很多花卉会陆陆续续地开放。

二十四番花信风

南朝宗懔《荆楚岁时记》："始梅花，终楝花，凡二十四番花信风。"根据农历节气，从小寒到谷雨，共八气，一百二十日。每气十五天，一气又分三候，每五天一候，八气共二十四候，每候应一种花。

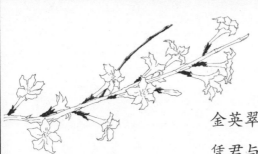

玩迎春花赠杨郎中
唐·白居易

金英翠萼带春寒，黄色花中有几般。

凭君与向游人道，莫作蔓菁花眼看。

　　金色的花瓣，翠绿的花萼，春寒犹在时就已开放，这种黄色的花，在百花之中又有多少呢？劝游玩赏花的人啊，千万不要把它当作普普通通的白菜花看待。

雪中玉兰花盛开
清·查慎行

阆苑移根巧耐寒，此花端合雪中看。

羽衣仙女纷纷下，齐戴华阳玉道冠。

　　玉兰可能是因为从西王母的宫苑移栽过来的原因吧，恰巧比较耐寒，她的花也正应该在雪中观赏。她们就像身着羽衣的仙女一样纷纷从天而降，头上都像戴着华阳真人的玉制道冠。

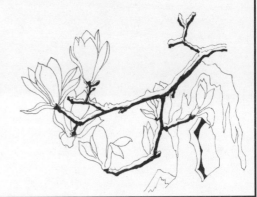

樱桃花下

唐·李商隐

流莺舞蝶两相欺，不取花芳正结时。

他日未开今日谢，嘉辰长短是参差。

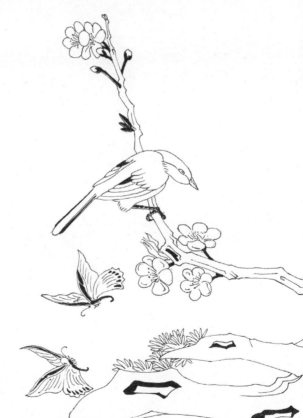

　　飞动着的黄莺和蝴蝶
常常嘲笑我，因为不能在
樱桃花初放时来欣赏。
　　前来赏花不是未开就
是已落，总之就是赶不上
樱桃花开的良辰吉日。

立春主要民俗

迎句芒神

　　句芒神，又名句芒、木神、春神，是主宰草木和各种生命生长之神，也是主宰农业生产之神。

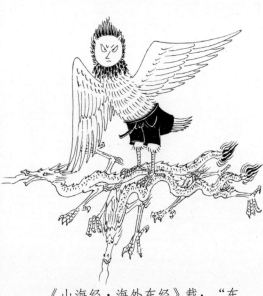

《礼记·月令·孟春之月》记载："立春前三日，天子开始斋戒，立春之日，天子亲率三公九卿、诸侯大夫以迎春于东郊。"

春天象征着万物生发，一冬的沉寂即将结束，因此"立春"是农时中一个很重要的节日。

　　《山海经·海外东经》载："东方句芒，鸟身人面，乘两龙。"

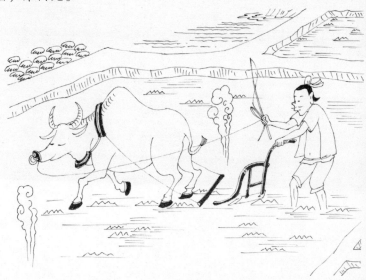

　　古代老百姓都是根据芒神所示，来安排一年之农事。

鞭春牛

下图中的《春牛图》也叫《芒神图》。古时，立春这天，地方官要举行迎春大典，亲自鞭策春牛，表示春耕即将开始，所谓"鞭春牛"。

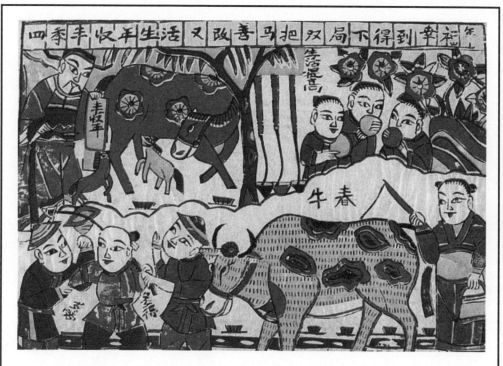

芒神身长三尺六寸五分，象征一年三百六十五天。
手里的鞭子长二尺四寸，象征一年有二十四个节气。

春牛身高四尺，象征一年四季。
身长八尺，象征农耕八节（春分、夏至、秋分、冬至、立春、立夏、立秋以及立冬）。
尾长一尺二寸，象征一年有十二个月。

芒神所站的位置也以阴阳年确定。
阳年芒神站在春牛左边，阴年站在右边。
立春日距正月初一之前五日之外，芒神站在牛前。
距正月初一后五日之外，芒神站在牛后。
如果立春日在正月初前、后五日内，芒神则与春牛并列。

咬春

立春时，大葱冒出的嫩芽，清香脆嫩，特别是春回大地，万物复苏，嫩葱先出，人们尝鲜，也是有"咬春"的意思。

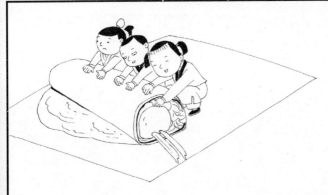

吃春饼讲究将和菜包起来，从头吃到尾，叫"有头有尾"，取吉利的意思。

中国民间在立春这一天要吃一些春天的新鲜蔬菜，既为防病，又有迎接新春的意味。唐《四时宝镜》记载："立春，食芦、春饼、生菜，号'菜盘'。"可见唐代人已经开始试春盘、吃春饼了。

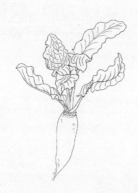

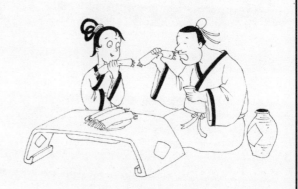

立春这一日，民间讲究要买个萝卜来吃，叫作咬春。因为萝卜味辣，取古人"咬得草根断，则百事可做"之意。

吃和菜，就是用时令菜的心，如韭黄、菠黄等切丝，叫炒和菜。有的地方还讲究用酱肚丝鸡丝等熟肉夹在春饼里吃。

戴春鸡

每年立春这一天人们为讨吉利便将彩色棉布和棉花缝制成的公鸡饰品，钉在儿童的衣袖或帽子上，名为"春鸡"，俗称戴"春鸡儿"。

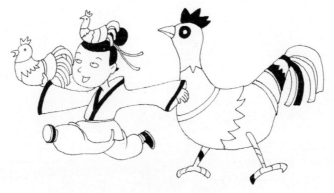

佩戴时要求男左女右，寓意丰衣足食、茁壮成长、吉祥如意。

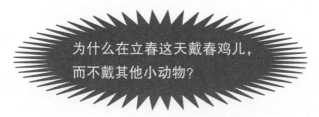

为什么在立春这天戴春鸡儿，而不戴其他小动物？

因"鸡"和"吉"同音，取吉利之意。再者，立春为二十四节气之首，在立春这天开始戴，也象征孩子从小开始便会吉星高照。

过去农村贫穷，一到春天，就出现粮荒，断炊的、出门讨饭的并不鲜见，农人穷怕了，让孩子在立春这天戴上春鸡儿，期盼将来能过上不愁吃穿的好日子，从此不再遭受鸡（饥）荒之苦。

立春养生大攻略

春三月，扶阳气、助生发

养肝助生发，防阳气郁积致上火

头痛发热伤于风，按摩食疗得健康

立春天气回暖，水痘发病高

立春时令蔬果排行榜

春三月，扶阳气、助生发

《黄帝内经·素问》记载"阳者卫外而为固也"，就是指人体有抵御外邪的能力，这种能力就是阳气。在养生保健上，人们也要与大自然生发的春气相呼应，也要扶阳气、助生发。

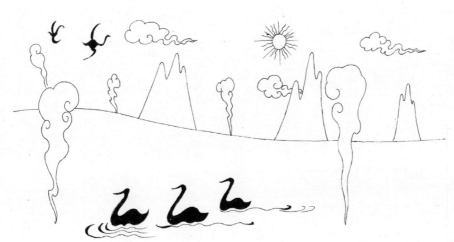

春天，气的势能是往上走的！

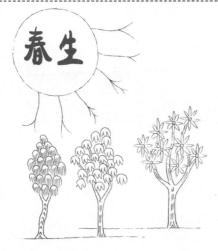

推陈出新，万物生长。这就是春三月，此谓发陈。

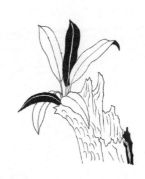

春天的生发之气会让新芽从枯黑的旧枝上长出来，让一切陈旧的东西再次焕发生机。

春三月养生，着眼于"生"

春三月，是万物复苏的季节，自然界生机勃发，故称其为发陈。在自然界呈现出一种新生的状态，万物欣欣向荣。所以此时养生要着眼于"生"。

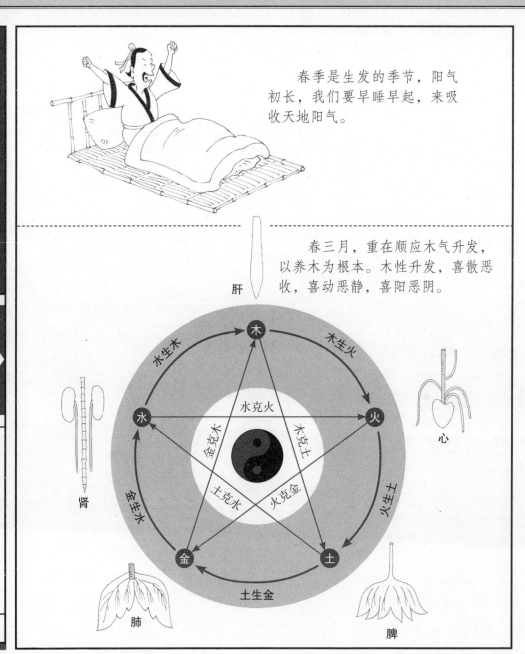

春季是生发的季节，阳气初长，我们要早睡早起，来吸收天地阳气。

春三月，重在顺应木气升发，以养木为根本。木性升发，喜散恶收，喜动恶静，喜阳恶阴。

肝

肾

心

肺

脾

水生木

木生火

木克土

水克火

金克木

土克水

火克金

金生水

火生土

土生金

木

水

火

金

土

"生"，从广义来讲，即是指人体的生命力和生机；从狭义来说，肝木主生，生即是肝木升发之性，肝应于春天，故讲养生，即是养春天的肝木之气。

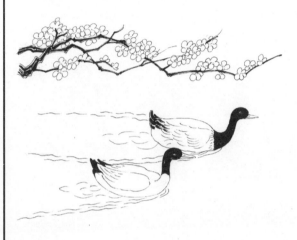

作为一年的开始，立春是天地气机转换的重要节令。能看到鸭子戏水，一派"春江水暖鸭先知"的景象。此时，与大自然生发的春气相呼应，人们在养生保健上也要扶阳气、助生发。

先天之气

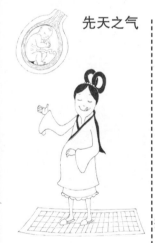

呼吸之气

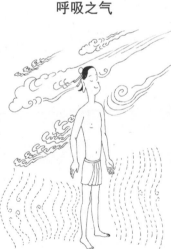

水谷之气

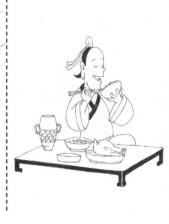

阳气的来源

阳气受于父母的先天之气和后天的呼吸之气，以及脾胃运化而来的水谷之气结合而成，具有温养全身组织、维护脏腑功能的作用。

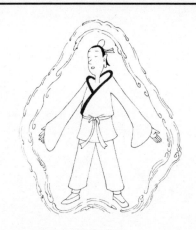

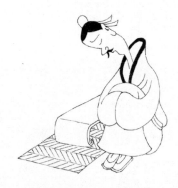

阳气好比人体的卫兵，它们分布在肌肤表层负责抵制一切外邪，保卫人体的安全。

如果体内阳气不足，就会出现生理活动减弱和衰退，导致身体御寒能力下降。

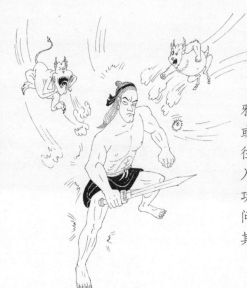

《素问·刺法论》载："正气存内，邪不可干。"反之，当人体正气不足，或正气相对虚弱时，卫外功能低下，往往抗邪无力，则邪气可能乘虚而入，导致机体阴阳失调，脏腑经络功能紊乱，以致引发疾病。故《素问·评热病论》说："邪之所凑，其气必虚。"

用芽者，取其发泄

　　凭借春三月发陈之力，也是将奄奄一息的生命再次焕发生机、血脉畅通的关键。春天的"发陈"之所以能这么给力，是冬藏这么久的阳气蓄积待发。

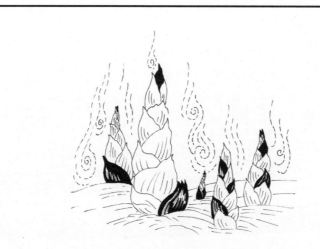

春时，冬藏已久的阳气势如破竹。

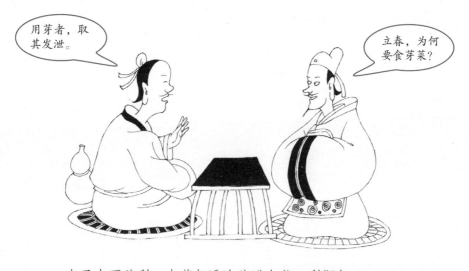

麦子本不疏利，麦芽却透达疏泄水谷，利肝气。
谷子本不能行滞，谷芽却能疏土，消米食。
黄豆发芽，能升达脾胃之气，用之以补脾。
赤小豆发芽，能透达脓血，故仲景赤豆当归散用之以排脓。

立春吃芽，助肝生发

　　立春时节，人们可以利用春阳发陈之机，让生命推陈出新，重获活力，退除冬蓄之故旧。因为植物的嫩芽具有将陈积物质发散掉的功效。所以可借助这些芽的力量来帮助发陈。

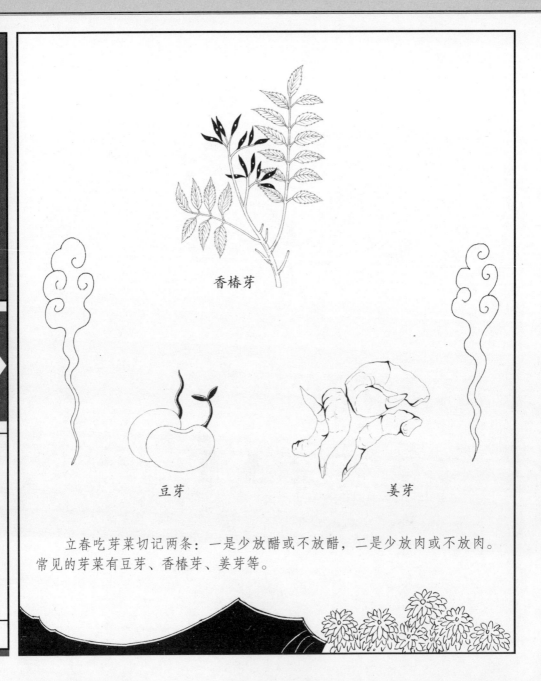

香椿芽

豆芽　　　　　　　　　　　　　　姜芽

　　立春吃芽菜切记两条：一是少放醋或不放醋，二是少放肉或不放肉。常见的芽菜有豆芽、香椿芽、姜芽等。

饮食调养，省酸增甘，以养脾气

《素问·藏气法时论》载："肝主春……肝苦急，急食甘以缓之……肝欲散，急食辛以散之，用辛补之，酸泻之。"春季饮食应适量摄取葱、蒜等生发之物，而不宜吃太多的酸收之味。

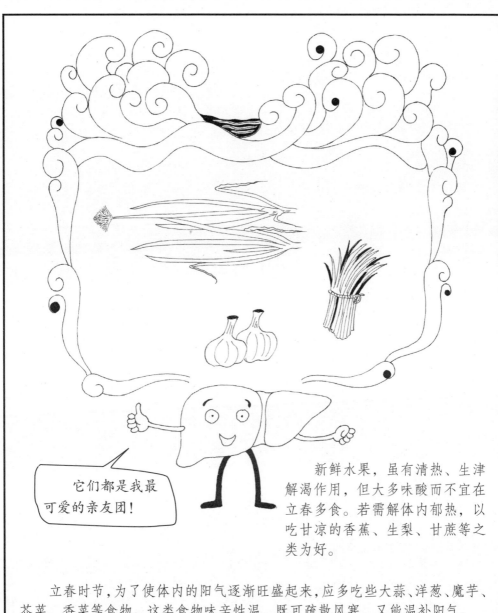

它们都是我最可爱的亲友团！

新鲜水果，虽有清热、生津解渴作用，但大多味酸而不宜在立春多食。若需解体内郁热，以吃甘凉的香蕉、生梨、甘蔗等之类为好。

立春时节，为了使体内的阳气逐渐旺盛起来，应多吃些大蒜、洋葱、魔芋、芥菜、香菜等食物。这类食物味辛性温，既可疏散风寒，又能温补阳气。

立春美食有讲究

　　唐代大诗人杜甫有"夜雨剪春韭，新炊间黄粱"的诗句，说的是早春时节，客人来访，诗人用自家菜园的新鲜韭菜宴客的情景，可见春韭何其鲜美。

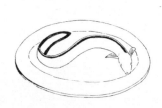 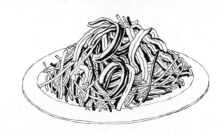

韭菜炒鳝丝

【原料】熟黄鳝丝300克，韭菜150克，植物油、盐、酱油、料酒、白糖、胡椒粉、香油、水淀粉、葱段、姜末各适量。

【制作】将熟黄鳝丝洗净后切段；韭菜择净、切段；锅内加植物油，烧至五成热时放入葱段炝锅，再入鳝丝和姜末翻炒，添加适量料酒、酱油、盐、白糖、胡椒粉，小火炒5分钟；待鳝丝入味后，入韭菜翻炒至熟；加水、淀粉勾芡，淋少许香油翻炒均匀即可。

【功效】具有温补肝肾、助阳固精的作用。

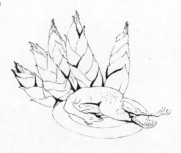

春笋白拌鸡

【原料】仔母鸡一只（约500克），春笋75克。绍酒20克、葱20克、姜10克、酱油20克、醋15克、芝麻油20克、味精2克、精盐5克、白糖7.5克。

【制作】将鸡洗净，放入肉清汤中，加绍酒、葱姜，煮至八成熟，捞出将其肉批成薄片。春笋去底根，放入汤中煮熟。捞出切成薄片。将酱油、醋、芝麻油、味精、精盐、白糖调和成卤汁待用。将笋片入肉汤中烫3分钟，捞出沥水，再倒入鸡片略烫，趁热用卤汁拌好笋片，置于盘中，上放鸡片，浇上卤汁即成。

【功效】笋嫩清香，鸡肉鲜美，口味鲜咸。

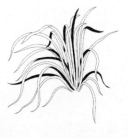
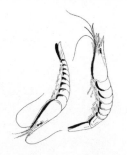

虾仁韭菜

【原料】韭菜250克，虾仁30克，鸡蛋1枚。酱油、植物油、香油、盐、淀粉各适量。

【制作】将虾仁洗净后用水发涨，约20分钟即可捞出沥干水待用。韭菜择洗干净，切约3厘米长段待用。鸡蛋打破，盛于小碗内，搅匀后加入淀粉和香油调成蛋糊。把沥干的虾仁倒入蛋糊中和拌匀。炒锅烧热，倒入油，待油冒烟时倒入虾仁翻炒，糊凝后放入韭菜同炒。待韭菜熟时放入盐，淋入酱油，起锅装盘即成。

【功效】韭菜与虾仁炒食，能补肾阳、固肾气、通乳汁。

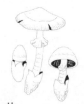
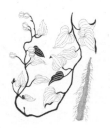
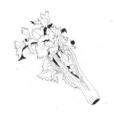

蘑菇炒山药

【原料】干蘑菇、新鲜山药、芹菜。

【制作】先将蘑菇洗净，再用热水泡约10分钟至变软，泡菇水留下备用。同时将山药洗净去皮切小片，芹菜洗净切断，再细切成条状大小的段。油热后，依序加入蘑菇、山药、芹菜炒熟，接着倒入泡发的菇水，待汤汁略收干后，再加入一点酱油或少许盐调味即可。

【功效】山药味甘性平无毒，有健脾益气、滋肺养胃、补肾固精、长肌肉、润皮毛、滋养强壮等功效。

调养精神，宣达春阳

　　除了科学饮食调养外，保持优雅舒适的心境，对宣达春阳之气十分有益。因此，春季养生的重点就是力戒暴怒，经常保持乐观情绪，做到起居有常、娱乐有度、劳逸结合。

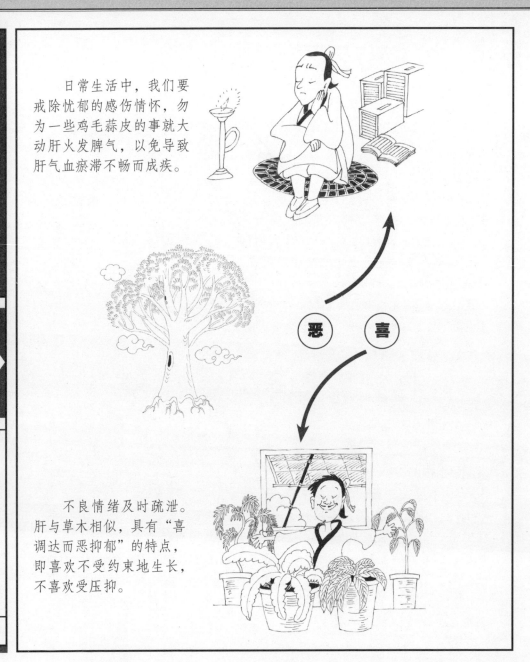

　　日常生活中，我们要戒除忧郁的感伤情怀，勿为一些鸡毛蒜皮的事就大动肝火发脾气，以免导致肝气血瘀滞不畅而成疾。

恶　喜

　　不良情绪及时疏泄。肝与草木相似，具有"喜调达而恶抑郁"的特点，即喜欢不受约束地生长，不喜欢受压抑。

养肝助生发，防阳气郁积致上火

立春时节，万物始生，人体内的气机转换也日趋旺盛，稍微不注意，就会出现头晕、头痛、眼干、耳鸣、口臭等"上火"症状。为了避免这种情况，应根据天地阴阳的变化，对肝给予适当的调养。

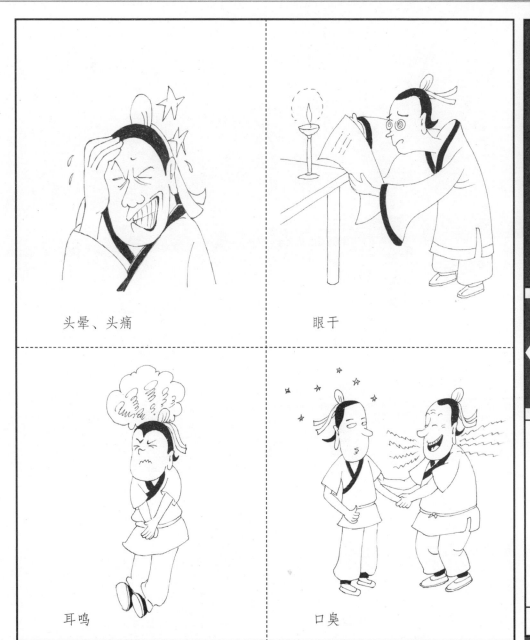

头晕、头痛

眼干

耳鸣

口臭

中医解读"上火"

由于春季气候多风，人感到暖和的时候，气血趋于体表。一旦风速很大，人感觉寒冷的时候，气血又像被逃避轰炸一般流回内脏，在这种来回"奔波"中，肝的疏泄功能失常，太多的身体邪气无法及时排解出去，就会郁积成火。

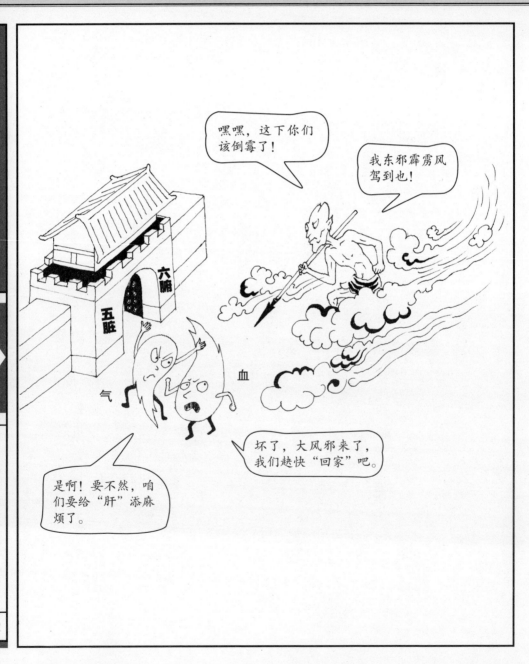

春捂护阳，下厚上薄

　　初春时节气温有所回升，此时人体的毛孔也正处于从闭合到逐步开放的过程，对寒邪的抵抗能力有所减弱，如果穿得少了，一旦遭遇寒凉的侵袭，毛孔就自动闭合，体内的阳气得不到宣发，以致产生"阳气郁"的现象。

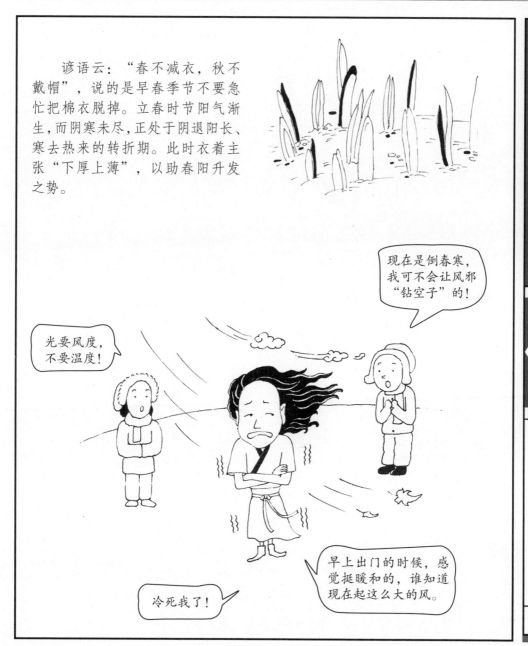

　　谚语云："春不减衣，秋不戴帽"，说的是早春季节不要急忙把棉衣脱掉。立春时节阳气渐生，而阴寒未尽，正处于阴退阳长、寒去热来的转折期。此时衣着主张"下厚上薄"，以助春阳升发之势。

如何预防肝火旺

　　肝火旺盛主要由生活不规律、心情积郁导致。所以在日常生活中要注意以下事项：1.养成良好的生活习惯、不熬夜，避免食用冰冷及上火食物。2.适当运动，减轻压力，保持愉快轻松的心情，预防感冒。3.慢性病朋友要遵从医嘱，按时服药，病情稳定才能避免病邪化热、化火。

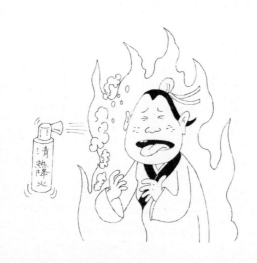

适当运动,减轻压力,保持愉快轻松的心情,预防感冒。

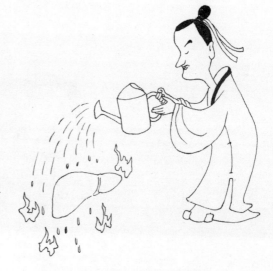

慢性病朋友要遵从医嘱，按时服药，病情稳定才能避免病邪化热、化火。

养成良好的饮食生活习惯、不熬夜，避免食用冰冷及上火食物。

养肝、护肝，从蔬菜着手

　　肝是人体重要的代谢器官，所以肝行动要及早进行，多食护肝蔬菜就可以轻轻松松保护肝，尤其是肝病患者经常食用大有裨益。

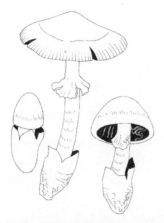

　　蘑菇：含多糖类、维生素类、蛋白、脂肪和无机盐等。实验证明其多糖有调节免疫力、抗肿瘤的作用，肝病患者宜常食用之。

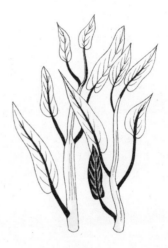

　　空心菜：富含蛋白、脂肪、无机盐、烟酸、胡萝卜素等，具有解毒、清热凉血等作用。

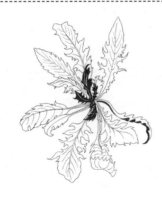

　　荠菜：富含维生素B、维生素C、胡萝卜素、烟酸及无机盐。荠菜具有止血功效，适合于慢性肝病、鼻出血、齿龈出血等症。

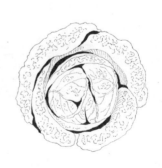

　　包菜：富含维生素C、维生素B_1、维生素B_2，还含有胡萝卜素、维生素E，生用对防治胃及十二指肠溃疡和疼痛有效。

伸伸懒腰，护肝防老

护肝最简单的方法是伸懒腰。因为伸腰展腹，需要全身肌肉用力，并配以深呼吸，有吐故纳新、行气活血、通畅经络关节的作用，可以激发肝脏机能，使肝脏得到"锻炼"。

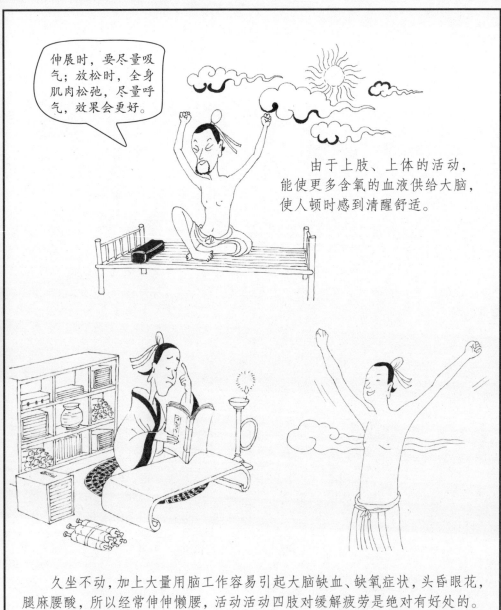

肝气不顺，不妨揉揉"太冲"

"太冲穴"是肝经的原穴，也是储存肝经元气的仓库。

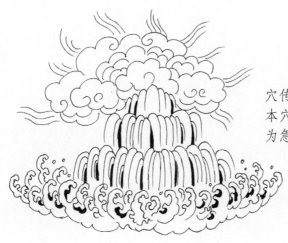

太冲穴物质为行间穴传来的水湿风气，至本穴后因受热而胀散化为急风冲散穴外，故名。

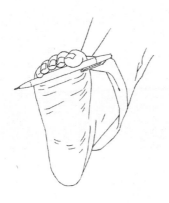

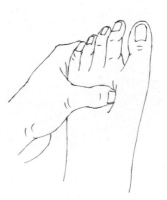

每天按摩或艾灸太冲穴 20 分钟能养肝护肝；艾灸之前最好按揉太冲穴 3 分钟，如果脚每天有意识地用力重复抓握动作，也能起到补肝作用。

头痛发热伤于风，按摩食疗得健康

立春过后，气温虽有了一定的回升，但寒温变化反复无常，大风常至。尤其是在北方，冷空气还是占据着主导地位，甚至有的年份还会有强冷空气向南侵袭，造成较大范围的雨雪、大风和降温天气。在这种天气状况下，最易让风邪"钻空子"。

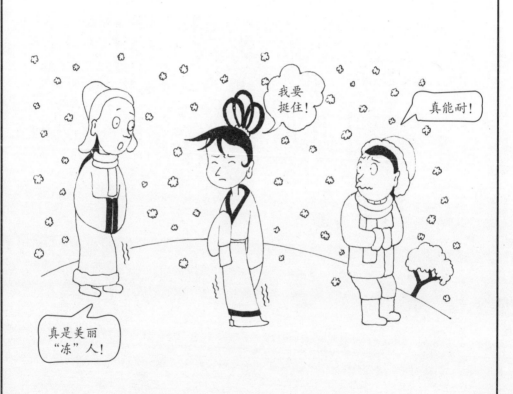

外风引起内风，就会引起肝气亢盛，出现头痛发热、恶风、咳嗽、气喘等症状。

风邪盛行，百病之源

　　《黄帝内经》中说："风者，百病之长也。"风邪是外感病因的先导，寒、湿、燥、热等邪，往往都依附于风而侵袭人体。所以，临床上风邪为患较多，又易与六淫诸邪相合而为病。故称风为百病之长，六淫之首。

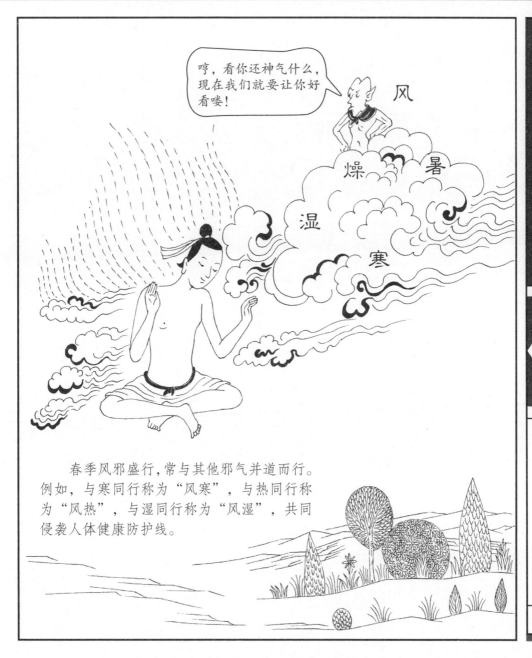

哼，看你还神气什么，现在我们就要让你好看喽！

风

燥　暑

湿

寒

　　春季风邪盛行，常与其他邪气并道而行。例如，与寒同行称为"风寒"，与热同行称为"风热"，与湿同行称为"风湿"，共同侵袭人体健康防护线。

五指梳头，助阳上行

春天是自然阳气萌生升发的季节，这时人体的阳气也顺应自然，有向上向外升发的特点，表现为毛孔逐渐舒展，代谢旺盛，生长迅速。而春天梳头，正符合这一春季养生的要求，有宣行郁滞，疏利气血，通达阳气的重要作用。

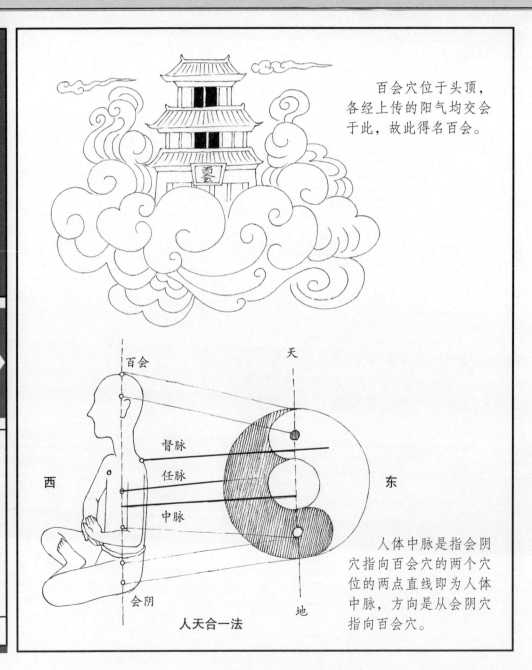

百会穴位于头顶，各经上传的阳气均交会于此，故此得名百会。

百会

天

督脉

任脉

中脉

西   东

会阴

地

人天合一法

人体中脉是指会阴穴指向百会穴的两个穴位的两点直线即为人体中脉，方向是从会阴穴指向百会穴。

初春乍暖还寒，人体容易受到风邪的侵袭。《黄帝内经》中讲道："伤于风者，上先受之。"就是说当风邪侵袭人体时，头部最先受到损害。

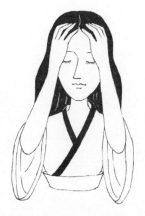

早上梳一天精力充沛。
中午梳头消除午间疲劳。
晚上梳头可以更好睡眠。
每次梳头 5~10 分钟即可。

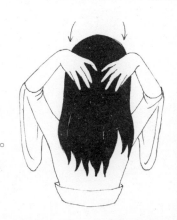

五指梳头也能将风邪"拒之门外"。

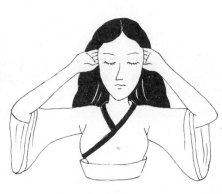

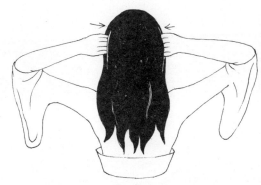

著名古代养生专著《养生论》说："春三月，每朝梳头一二百下，疏通经络生阳气，精力充沛一整天"。

勤梳头，祛风明目

　　《圣济总录·神仙导引》记载："梳欲得多，多则祛风，血液不滞，发根常坚。"意思是说，梳头能将风邪"拒之门外"。之所以如此，还得归功于人脑后面的风府穴、风池穴。

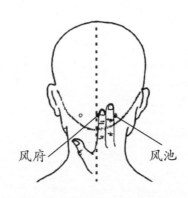

风府　　　　风池

风池：本穴在脑后，与风府相平。为风邪入脑之冲。池，喻水之汇贮也。此为风之所汇，故曰"风池"。

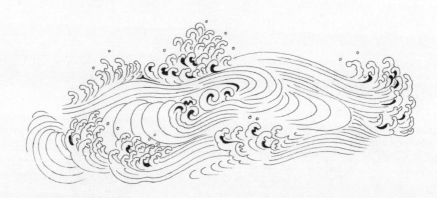

　　中医上有"风池、风府寻得到，伤害百病一时消"的说法，作为脑部最薄弱的受邪之地，风池、风府穴是风邪侵入人体的重要门户。经常梳头，能刺激到这两个穴位，达到通畅气血，让风邪绕道而行的目的。

加强锻炼，增强抵抗力

春季万物发陈，空气清新，正是采纳自然之气养阳的好时机，多去户外锻炼、练瑜伽、太极，或去公园河边散步，不仅能怡情养性，还能使气血通畅，郁滞阳气疏散，减少疾病的发生。但要避免运动量过大，以致大汗淋漓。

立春正月坐功

盘坐。双掌重叠按左大腿上。颈部连头向右转，目视后方，用力拉伸，略停；再转向左方拉伸，左右交替各15次；然后上下牙齿相叩36次，吐故纳新；再把"漱津"分9次咽下，直至送达丹田。每日子、丑之时（晚上11点到凌晨3点）为最佳练习时间。

主治：风气积滞，颈部疼痛、耳后痛、肩臂痛、背痛、肘痛等。

按摩肝脏和脾胃

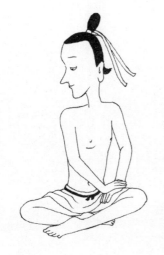

双手平举，单脚站立，轻轻跷起脚跟，保持3~5秒后放松脚跟，一只脚做5次，再换另一只脚，如此循环3~5分钟，感觉头脑清醒即可。

双脚打开与肩同宽，举起右臂，尽量贴近耳后，指尖向上延伸。手臂带动身体向左侧下压拉伸，以右侧肋部能感受到肌肉舒展为宜。上下弹压15秒，换另一侧练习并重复此动作。下压时有轻微紧绷感即可。

立春天气回暖，水痘发病高

　　我国民间素来就有"春发"的说法，意思是很多老毛病一到春季就容易复发。中医学认为，立春过后，气温回暖，热邪与风邪"狼狈为奸"，形成风热入侵人体。

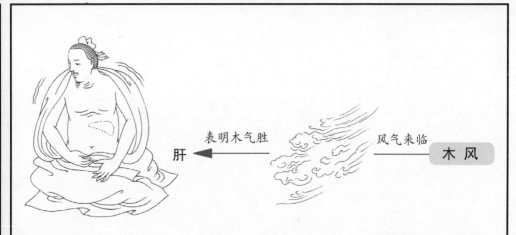

表明木气胜　肝　←　风气来临　木风

　　风为春令主气，与肝木相应。风邪为病，其病证范围较广，变化为快。其具体特点为：遍及全身，无处不至，上至头部，下至足膝，外而皮肤，内而脏腑。

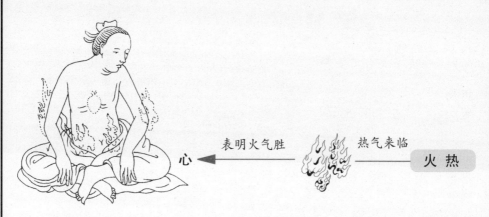

表明火气胜　心　←　热气来临　火热

　　暑为夏令主气，与心火相应。暑为火热所化，主升散，且多挟湿。

中医解读水痘

　　立春后气温回暖，加上细菌、病毒也会在春季"复苏"，所以，水痘病毒也会随风而来，乘虚而入。

　　人体一旦受到病毒袭击，首先做出反应的是身为"肺之门户"的口鼻，出现发热、咳嗽等症状。进而影响到肺为脾胃疏通运化通道的功能，水湿向外排出的洞口被堵住了，脾胃水湿就会在体内蓄积，表现在肌体上，即为水痘。

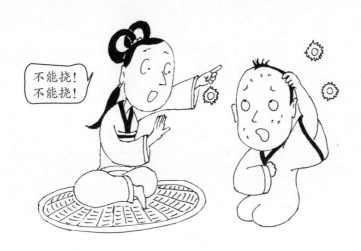

　　特别提醒，如果发现患儿有高热不退、呕吐、嗜睡等症状，一定要及时请医生诊治，以免并发病毒性肺炎、脑炎甚至败血症。此外，孕妇因其体质特殊也会感染水痘，对于这种情况，不能只在家里护理，应该及时上医院诊治，以免伤及胎儿。

病症	风热轻症	湿热重症
症状表现	发热轻微或无热、咳嗽流涕、痘疹红润、疹子分布稀疏	面红目赤、高热不退、小便短黄、痘疹颜色紫暗且分布密集
治疗原则	疏风清热	解毒祛湿
实用方剂	金银花10克，甘蔗汁100毫升。将金银花洗净，入锅中，加水适量，煎煮至滚开，弃渣，同甘蔗汁搅拌均匀，即可饮用。每日2～3次	取荸荠粉20克，新鲜马齿苋30克，冰糖适量。将马齿苋洗净，捣烂成汁，然后弃渣；将荸荠粉放入汁液中，加适量冰糖调味，再倒入开水搅拌均匀，即可饮用。每日2～3次
功效描述	金银花宣散风热、清热解毒，而甘蔗汁有滋阴润燥、生津止渴之效。两者合用，不仅口感佳、易吸收，还具有显著的疏风清热效果	马齿苋解毒疗疮、散血消肿、利水祛湿；荸荠清热泻火、凉血解毒、利尿化湿。两者合用，不仅甘甜爽口，治疗脾胃虚火内蕴所致的水痘，还能辅助治疗阴虚肺热、咽喉肿痛、肠炎等病症

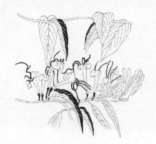
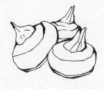

外洗法治水痘

【原料】浮萍15克，苦参、芒硝各30克。

【制作】将以上药物放入药罐，加水适量，煎煮至滚开，然后弃渣，用煎好的水擦洗患处，每日2次。

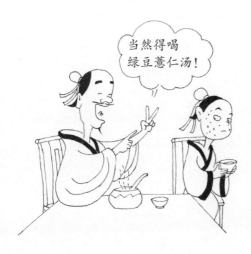

绿豆薏仁汤

制作：将绿豆、薏仁加水煮汤。

功效：利水消肿，清热解毒，解渴清暑。热退后即可停服。

板蓝根银花饮

制作：将板蓝根、银花和甘草加适量水煎煮，去渣后加入冰糖。

功效：清热、凉血、解毒。

适用于水痘及一切病毒感染所引起的发热。

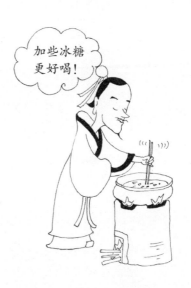

出水痘的症状

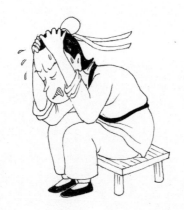

感染水痘病毒后，大约有14天的潜伏期，患者会出现发烧、头痛、身体不舒服、食欲不振等症状。

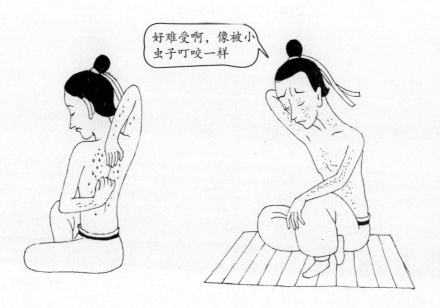

好难受啊，像被小虫子叮咬一样

数小时或1~2天后，皮肤分批出现丘疹和疱疹。红色小丘疹会从腹部和背部蔓延到手腕和腿部，一部分会变成水疱。

出水痘不能吃什么

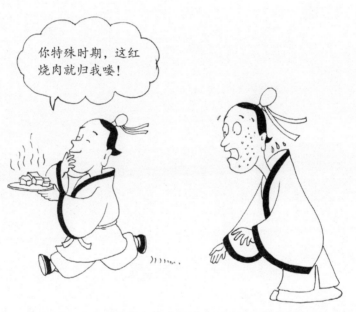

　　猪肉、羊肉均为温补性食物。但水痘为急性疱疹性传染病，中医认为是外感时邪病毒，实证宜泻不宜补。因此，水痘患者不能吃猪肉和羊肉，除此还应忌食虾肉、带鱼。

　　患水痘期间，应忌食生姜、大葱、大蒜、洋葱、韭菜、黄瓜，以及荔枝、桂圆肉、梅子、杏子等。

立春养生保健应注意肝气舒畅、阳气生发，要以养"生发之气"为主。在饮食养生方面，可选择一些补肝养肝的食物或保健中药组成食疗、药膳方，可使肝血充沛、肝气调畅，能更好地促进人体阳气的生发。

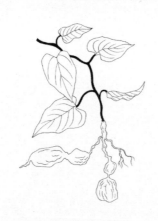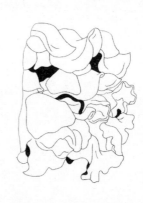

首乌肝片

原料：何首乌20克，木耳（水发）25克，油菜15克。黄酒10克，醋5克，盐4克，豌豆淀粉15克，大豆油25克，大葱、姜、大蒜（白皮）各15克，猪油（炼制）75克。

制作：

1. 首乌用煮提法制成浓度为1:1的药液，从中取20毫升备用。

2. 将猪肝剔去筋洗净后，切成4厘米长、2厘米宽、0.5厘米厚的片。

3. 姜、葱、蒜洗净后，葱切成丝，蒜切成片，姜切成米粒大小，青叶菜淘洗干净。

4. 炒锅置武火上烧热，放入油，烧至七成热时放入拌好的肝片滑透，用漏勺沥去余油。锅内剩油约50克，下入蒜片、姜米略煸后下入肝片，同时将青叶下锅翻炒几下，倒入滋汁炒匀，淋入明油少许，下入葱丝，起锅即成。

功效：具有补肝肾，益精血，乌发明目的功效。

立春时令蔬果排行榜

	食物的五色	食物的性质	食物的功效	营养食谱	搭配禁忌	不适合人群
韭菜	绿色	味甘性温	补肾温阳益肝健胃	韭菜炒鸡蛋	忌与白酒同食	扁桃腺炎和中耳炎者
萝卜	白色	味辛、甘性平	消积滞、化痰清热下气宽中、解毒	白萝卜煲羊腩汤	忌与胡萝卜、橘子同食	脾胃虚寒者慢性胃炎、胃溃疡患者
黄豆芽	黄色	味甘性微寒	清热利湿消肿除痹	素炒黄豆芽	不宜与猪肝同食	腹泻、脾胃虚寒者
菠菜	绿色	味辛、甘性凉	通血脉，开胸膈，下气调中，止渴润燥	肉茸菠菜	不宜与豆腐同食	脾虚便溏者
蒜	白色	辛辣性温	解滞气、暖脾胃、解毒杀虫、痢疾、百日咳	蒜蓉娃娃菜	忌与鸡肉同食	眼睛患有疾病者

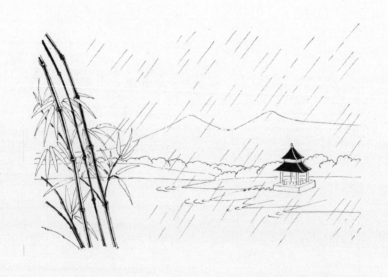

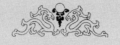

第四章

雨水节气话养生

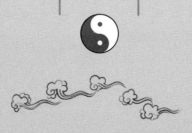

雨水节气思维导图

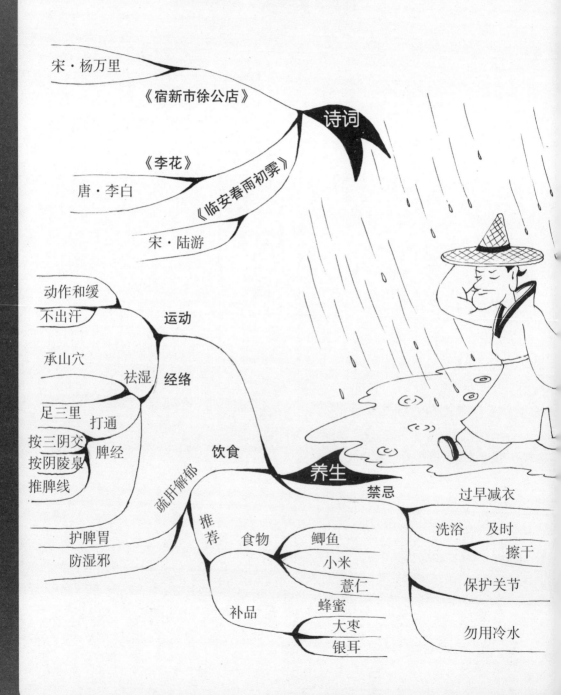

- 诗词
  - 宋·杨万里
  - 《宿新市徐公店》
  - 《李花》
  - 唐·李白
  - 《临安春雨初霁》
  - 宋·陆游
- 养生
  - 运动
    - 动作和缓
    - 不出汗
  - 经络
    - 祛湿
      - 承山穴
      - 足三里
    - 打通
      - 按三阴交
      - 按阴陵泉
      - 推脾线
    - 脾经
  - 饮食
    - 疏肝解郁
      - 护脾胃
      - 防湿邪
    - 推荐
      - 食物
        - 鲫鱼
        - 小米
        - 薏仁
      - 补品
        - 蜂蜜
        - 大枣
        - 银耳
  - 禁忌
    - 过早减衣
    - 洗浴
      - 及时
      - 擦干
    - 保护关节
    - 勿用冷水

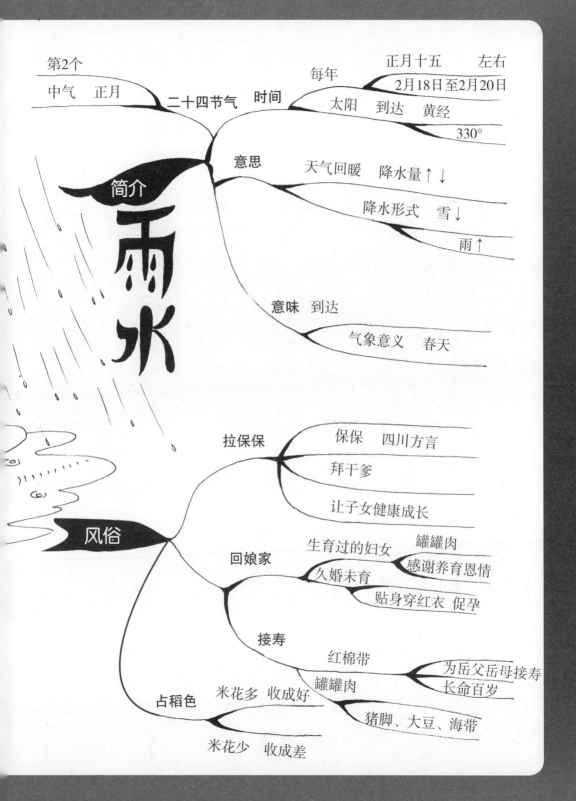

简介

雨水

- 二十四节气
  - 第2个
  - 中气　正月
- 时间
  - 每年
    - 正月十五　左右
    - 2月18日至2月20日
  - 太阳　到达　黄经
    - 330°
- 意思
  - 天气回暖　降水量↑↓
  - 降水形式　雪↓
    - 雨↑
- 意味　到达
  - 气象意义　春天

风俗

- 拉保保
  - 保保　四川方言
  - 拜干爹
  - 让子女健康成长
- 回娘家
  - 生育过的妇女
    - 罐罐肉
    - 感谢养育恩情
  - 久婚未育
    - 贴身穿红衣　促孕
- 接寿
  - 红棉带
  - 罐罐肉
    - 为岳父岳母接寿
    - 长命百岁
    - 猪脚、大豆、海带
- 占稻色
  - 米花多　收成好
  - 米花少　收成差

雨水节气要知晓

健康顺时生活立春雨水惊蛰篇

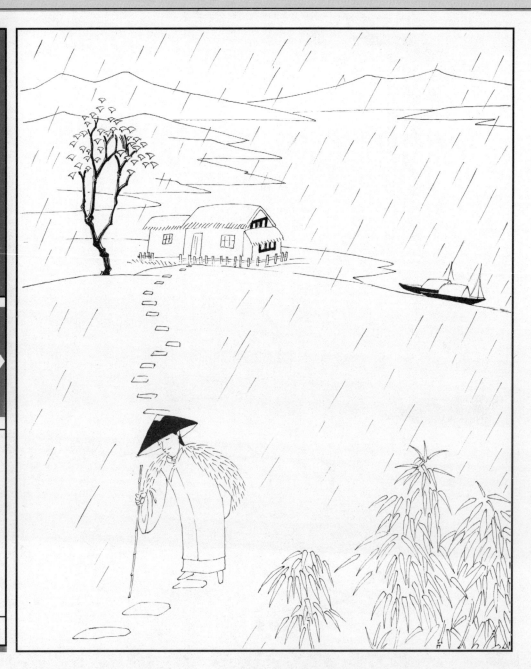

星象物候

初春好雨知时节

　　雨水节气一般在公历2月18~20日。雨水之日，太阳位于黄经达330°。雨水当晚七点，仰望星空，北斗七星的斗柄正指向东北偏东的方向，即60°处，古人称为寅的方向。

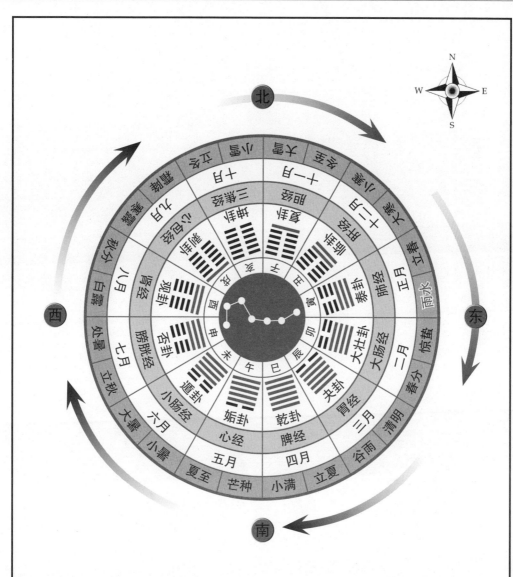

　　"东风解冻，冰雪皆散而为水，化而为雨"，雨水节来到表示下雪的季节已经过去。此时，气温回升、冰雪融化、降水增多，故取名为雨水。

建寅之月，万物生长，充满生机

寅为演化之意。雨水时节，植物开始生长，充满生机，自然界演生出万物。

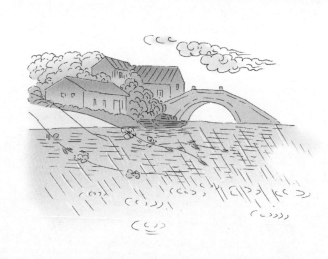

韩愈在《早春呈水部张十八员外》中写道："天街小雨润如酥，草色遥看近却无。"

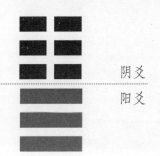

阴爻

阳爻

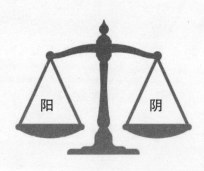

阳

阴

雨水属于中气，必在一月。一月亦称正月。正月的消息卦为泰卦。三个阴爻在上，三个阳爻在下。表示阳气已经上升到与阴气势力敌的程度了。

雨水三候

一候獭祭鱼，二候鸿雁来，三候草木萌动。

一候獭祭鱼

  雨水时节，水獭开始捕鱼，并将捕到的鱼摆在岸边如同先祭后食的样子。

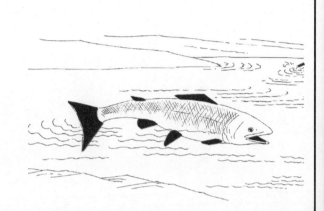

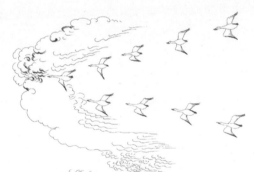

二候鸿雁来

  五天后，大雁开始从南方飞回北方。

三候草木萌动

  再过五天，草木随地中阳气的升腾开始发出嫩芽。整个大地渐渐呈现出一派欣欣向荣的景象。

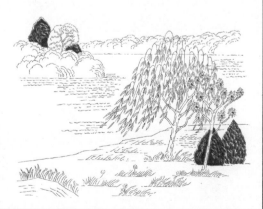

雨水花信风

一候菜花，二候杏花，三候李花。

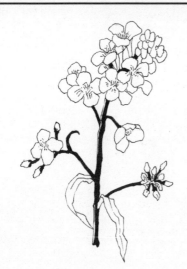

一候菜花

　　菜花又名油菜花。油菜花开，一片金黄，适宜景观造景，是不少地方特色旅游的著名景色。

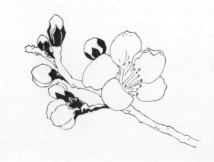

二候杏花

　　盛开时的杏花，艳态娇姿，繁花丽色，胭脂万点，占尽春风。

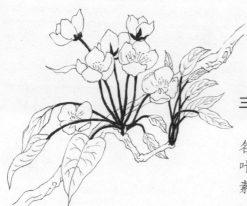

三候李花

　　即李树的花。植物"李"，又名玉梅，古称嘉庆子，为蔷薇科落叶小乔木，花色洁白，虽小而繁茂，素雅清新。

图解百姓天天养生丛书

健康顺时生活立春雨水惊蛰篇

图解百姓天天养生丛书

宿新市徐公店

宋·杨万里

篱落疏疏一径深，树头花落未成阴。

儿童急走追黄蝶，飞入菜花无处寻。

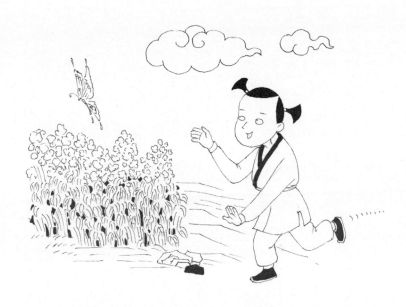

在稀稀落落的篱笆旁，有一条小路伸向远方，路边的树上花已凋落，而新叶刚刚长出还没有形成树荫。一个孩子奔跑着追捕一只黄蝴蝶，可蝴蝶飞到菜花丛中后就再也找不到了。

第四章 雨水节气话养生

李花

唐·李白

春国送暖百花开，迎春绽金它先来。

火烧叶林红霞落，李花怒放一树白。

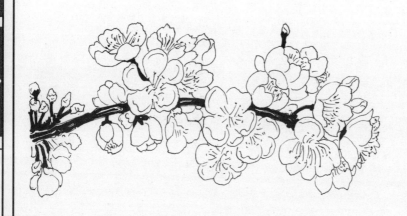

　　春风送暖，百花竞放，娇小的迎春花最先绽放出金灿灿的笑脸。黄昏时分，晚霞映红了天空，也染红了那片杏林，放眼望去，旁边有一树李花尽情怒放，洁白如雪。

临安春雨初霁

宋·陆游

世味年来薄似纱，谁令骑马客京华。

小楼一夜听春雨，深巷明朝卖杏花。

矮纸斜行闲作草，晴窗细乳戏分茶。

素衣莫起风尘叹，犹及清明可到家。

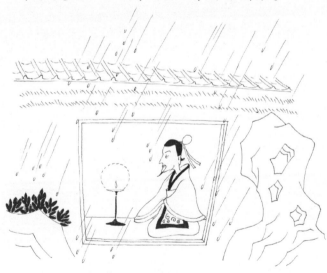

近年来做官的兴味淡淡的像一层薄纱，谁又让我乘马来到京都作客沾染繁华？住在小楼听尽了一夜的春雨淅沥滴答，清早会听到小巷深处在一声声叫卖杏花。铺开小纸从容地斜写行行草草，字字有章法，晴日窗前细细地煮水、沏茶、撇沫，试着品名茶。呵，不要叹息那京都的尘土会弄脏洁白的衣衫，清明时节还来得及回到镜湖边的山阴故家。

雨水主要民俗

回娘家

雨水节这天，出嫁的女儿纷纷带上礼物回娘家拜望父母。

拉保保

雨水这天在川西有一项特具风趣的活动叫"拉保保"。就是在雨水节拉干爹，意取雨露滋润易生长之意。

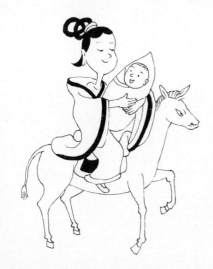

在川西一带，出嫁的女儿在雨水这一天须带上罐罐肉回娘家拜望父母。久不怀孕的妇女，则由母亲为其缝制一条红裤子，贴身穿，据说这样可保尽快怀孕生子。

雨水节拉干爹，意取"雨露滋润易生长"之意。为了让子女健康成长，需要借助干爹的福气。

雨水节这天不管天气如何，在川西一带，凡家里有幼儿的人家就会早早起床，带着幼儿在路边等待第一个从面前经过的行人。不论路过者是谁，就拦住对方，让幼儿磕头拜寄对方为干爹。这在川西民间称为"撞拜寄"。

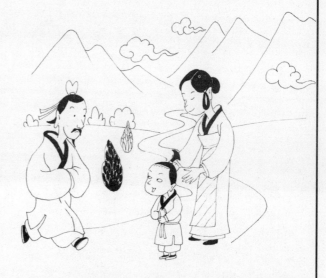

接寿

在我国有些地区，雨水这一天女婿也要去给岳父岳母送节。

占稻色

就是通过爆炒糯谷米花，来占卜当年稻谷收获的丰歉。

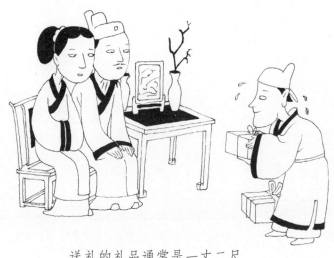

送节的另外一个典型礼品就是"罐罐肉"：用砂锅炖了猪脚和雪山大豆、海带，再用红纸、红绳封罐口，恭敬地给岳父岳母送去。

送礼的礼品通常是一丈二尺长的红棉带，这称为"接寿"，意思是希望岳父岳母"寿缘"长，长命百岁。

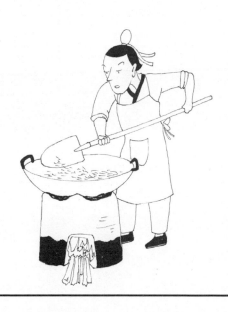

通过爆炒糯谷米花，来占卜当年稻谷收获的丰歉。爆出来白花花的糯米越多，则是收成越好；而爆出来的米花越少，则意味着收成不好，米价将贵。

雨水养生大攻略

早春捂一捂，有量也有度

雨水来临湿气重，当心脾胃受伤害

雨水时节要注意调脾养胃

感冒别发愁，古方解你忧

补肾兼补脾，五更不再泻

三焦通百脉，亥时睡眠养三焦

早春捂一捂，有量也有度

　　雨水前后，正处于阴退阳长、寒去热来的转折期，不能过早地减少衣服，应"春捂"一段时间。如果天气一暖和，就将那些棉袄等束之高阁，可能在早晚，或者一个倒春寒中，人的健康就随之被耗损。

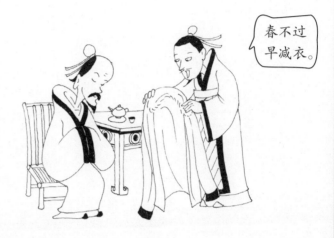

　　《摄生消息论》载："春季天气寒暖不一，不可顿去棉衣，老人气弱骨疏，怯风冷，易伤腠理，时备夹衣，温暖易之，一重减一重，不可暴去。"

　　《老老恒言》载："春冻半泮，下体宁过于暖，上体无妨略减，所以养阳之生气。"意思是说，上半身可以少穿一些，但下半身一定要多穿一些。

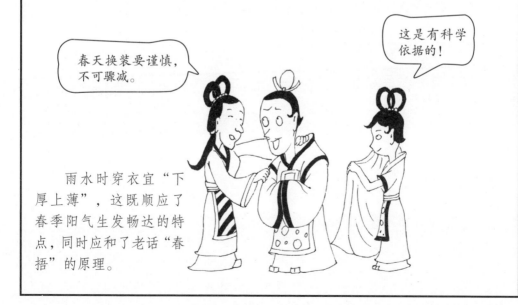

　　雨水时穿衣宜"下厚上薄"，这既顺应了春季阳气生发畅达的特点，同时应和了老话"春捂"的原理。

图解百姓天天养生丛书

第四章 雨水节气话养生

立春冬虽尽，要防倒春寒

立春时节，最容易遇上倒春寒，此时养生应以防风御寒为要务，"阴冷莫过倒春寒，预防疾病放在先"说的就是比冬天的冷风还厉害的倒春寒。

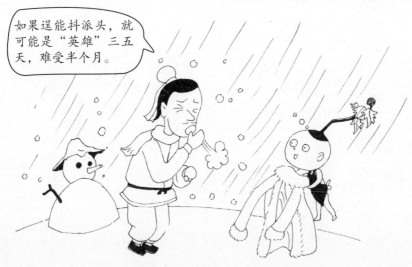

狗仗人势，雪仗风势

如果逞能抖派头，就可能是"英雄"三五天，难受半个月。

雨水，表示降水开始，雨量逐步增多。此时天气回暖，在降水形式上，雪渐少雨渐多。此时，春寒料峭，湿气一般夹"寒"而来，因此，雨水前后注意保暖，切勿受凉，否则将会诱发多种疾病。

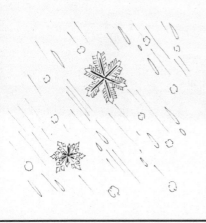

冬雪是个宝，春雪是根草

不同时候下的雪，也有不同效果。正如农谚"冬雪是个宝，春雪是根草"。春天正是万物复苏的时候，此时下雪就算的上是倒春寒了，地里的很多秧苗会被冻死，一定会发生减产的事情。

倒春寒，老年别忘保两暖

　　雨水时节，天气温差比较大，会让老弱病残患者，特别是"老寒腿"患者吃不消。做好腿、足部的保暖，对保证身体健康有重要的意义。

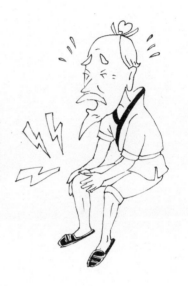

防关节炎

　　雨水时节气候多变，关节组织往往随气候改变而收缩和松弛，容易造成关节酸痛，特别对于关节炎患者容易受到寒冷刺激而发病。此时最好注意保暖，适当按摩患部，加强局部血流畅通。

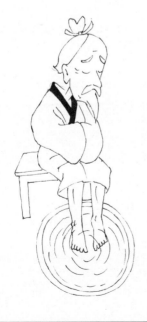

人之足，犹如树之根，
人老足先衰，树老根
先枯。

春天洗脚，升阳固脱。
夏天洗脚，暑湿可祛。
秋天洗脚，肺润肠濡。
冬天洗脚，丹田温灼。

雨水来临湿气重，当心脾胃受伤害

《黄帝内经》说，"春主肝"，肝脏在春季活动比较旺盛。但肝木易克脾土，稍有不慎容易导致损害脾胃。同时，因为降雨的增多，湿气加重，湿邪易困扰脾胃，所以，在这一时期，一定要注意对脾胃的养护，健脾利湿。

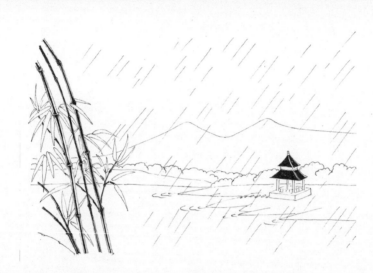

随着雨水节气的到来，春雨绵绵的序幕也即将拉开。杜甫用"好雨知时节，当春乃发生。随风潜入夜，润物细无声。"来赞美春雨的及时。

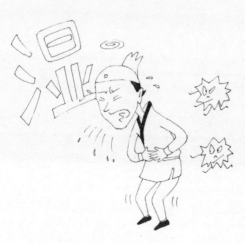

万物的生长都离不开雨水的滋润，但人体在这雨水的长期"滋润"下，不仅浑身会有黏腻感，往往还会出现食欲不振、消化不良、腹泻等症状。

图解百姓天天养生丛书

健康顺时生活立春雨水惊蛰篇

湿，万病之源

凡致病具有重浊、黏滞、趋下特性的外邪，称为湿邪。中医认为，"湿气"是引发及恶化疾病的关键。湿邪，是现在人健康的最大敌人之一。

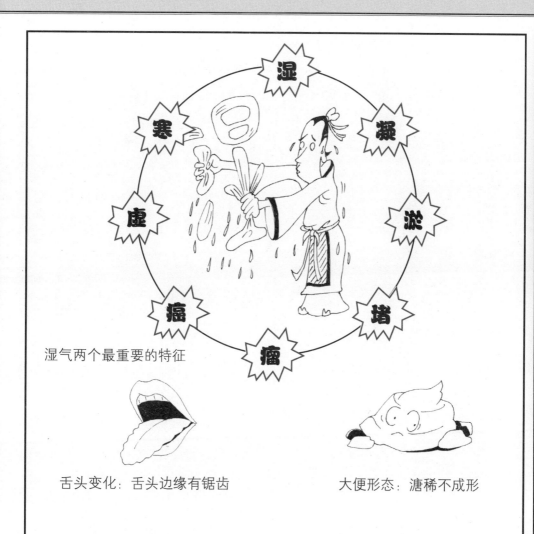

湿气两个最重要的特征

舌头变化：舌头边缘有锯齿

大便形态：溏稀不成形

元代著名医家李东垣在他的《脾胃论》中记载："真气又名元气，乃先身生之精气，非脾（胃）气不能滋。"并指出："内伤脾胃，百病丛生。"在中医看来，脾（胃）属土，土性敦厚，有生化万物的特性，而雨水时节多雨，"湿气通于脾"，应加强对脾胃的养护，将多余的湿邪排出体外。

湿气的五等级

　　因为环境和饮食习惯、生活习惯等因素，每个人体内都会有不同程度的湿气。

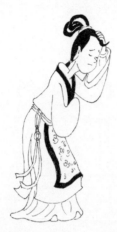

一级湿毒在表皮。症状：皮肤瘙痒，长湿疹，头脸油腻、长痘。

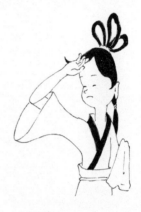

二级湿毒在肌肉。症状：酸、困、累、乏，如肩颈肥厚、酸困、腰酸、乏力。

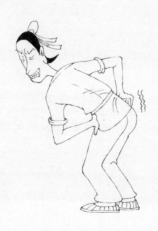

三级湿毒在骨骼。即是骨寒湿，俗称风湿。症状：肩周炎，肩痛，颈椎劳损，腰痛，风湿关节炎。

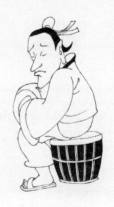

四级湿毒在脏腑。症状：脾胃虚弱、便秘、多痰。

经络祛湿法

  对于湿气重者，不妨按按这两个穴位，按一按湿气全跑光。一是承山穴，二是足三里穴。

轻轻按压承山穴会有酸胀感，说明体内有湿气；按揉一段时间之后，身体会微微发热，说明湿气已经在散发出去了。

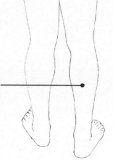

承山穴，在小腿肚子下方正中。

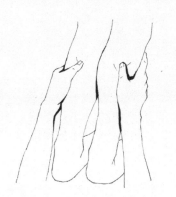

  承山穴是人体阳气最盛的经脉的枢纽，所以，它能通过振奋太阳膀胱经的阳气，排出人体湿气。

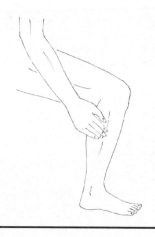

足三里是治脾健胃的第一穴。湿气重的人，用手拍打足三里，则会产生酸胀感，时间要达到3分钟以上。

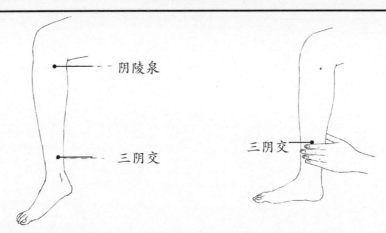

阴陵泉

三阴交

三阴交

脾经上易淤堵的部位叫阴陵泉穴。阴陵泉穴为脾经之要穴，具有健脾利湿、消肿利尿等功效。当脾经不通、湿气郁结时，按此穴会隐隐作痛，要多推揉此穴来打通脾经。每天推揉脾经，将排湿的"管道"疏通就可以了。

记住推时，一定要从三阴交穴往阴陵泉穴的方向反复推揉。

推揉时要找到阿是处，此处就是淤堵的部位。将它推至不痛了，就算是把"脾经管道"打通了。

推脾线祛湿。从三阴交到阴陵泉的这条线就是健脾线。三阴交穴是三条阴经的交叉点，可以调动肝、脾、肾这三条经络的气血以通畅脾经。顺着骨缘推到阴陵泉穴，反复地推。

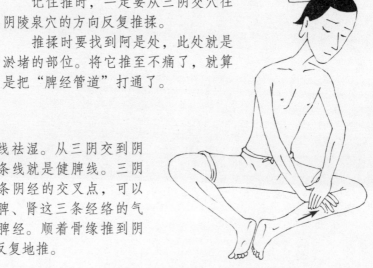

祛湿偏方蒲公英薏仁茶

俗话说："千寒易除，一湿难去。湿性黏浊，如油入面。"湿与寒在一起叫寒湿，与热在一起叫湿热，与风在一起叫风湿，与暑在一起就是暑湿。湿气对身体的危害非常大，下面介绍一个实用的祛湿偏方。

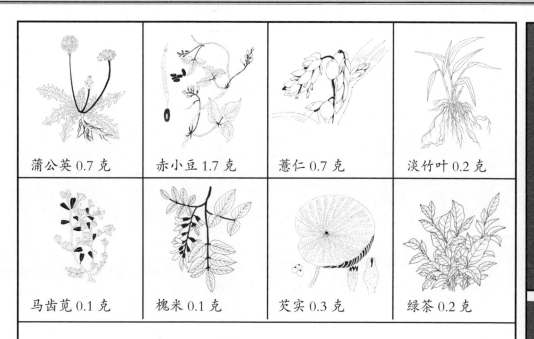

蒲公英 0.7 克	赤小豆 1.7 克	薏仁 0.7 克	淡竹叶 0.2 克
马齿苋 0.1 克	槐米 0.1 克	芡实 0.3 克	绿茶 0.2 克

蒲公英薏仁茶

蒲公英：具有祛火、消炎、利尿等功效，俗称"尿床草"。通过尿液能排除身体的毒素，减轻肾脏负担。

赤小豆：又名饭赤豆，具有"生津液、利小便、消胀、除肿、止吐"的功能，被李时珍称为"心之谷"。

薏仁：具有健脾、补肺、清热、利湿功效。

淡竹叶：甘淡渗利，性寒清降，善导心与小肠之火下行而利尿通淋。

马齿苋：具有清热解毒，利水去湿，散血消肿，除尘杀菌，消炎止痛，止血凉血等功效。

槐米：具有清热解毒、凉血润肺、降血压、预防中风等功效。

芡实：具补脾止泻、固肾涩精之功效，为健脾止泻、益肾固精之良药。具有补而不峻、防燥不腻的特点。

绿茶：为未经发酵制成的茶，保留了鲜叶的天然物质。这些天然营养成分对防衰老、防癌、抗癌、杀菌、消炎等具有特殊效果。

雨水时节要注重调脾养胃

中医学称脾胃为"水谷之海"，有益气化生营血之功。人体机能活动的物质基础，营卫、气血、津液、精髓等，都化生于脾胃，脾胃健旺，化源充足，脏腑功能才能强盛；脾胃又是气机升降运动的枢纽，脾胃协调，可促进和调节机体新陈代谢，保证生命活动的协调平衡。而人身元气是健康之本，脾胃则是元气之本。

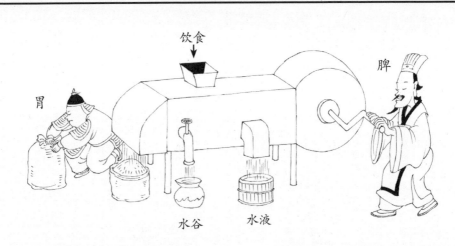

脾胃就像是管理粮仓的官员一样负责接纳食物，经过消化、吸收后转化为水谷精微，并将水谷精微传输到全身，为五脏六腑及各组织器官提供源源不断的营养。

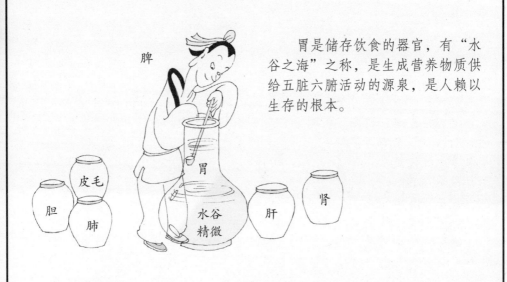

胃是储存饮食的器官，有"水谷之海"之称，是生成营养物质供给五脏六腑活动的源泉，是人赖以生存的根本。

内伤脾胃，百病丛生

　　元代著名医家李东垣提出，脾胃伤则元气衰，元气衰则人折寿的观点。在他的《脾胃论》中："真气又名元气，乃先身生之精气，非胃气不能滋。"并指出："内伤脾胃，百病丛生。"说明脾胃虚弱是滋生百病的主要原因。

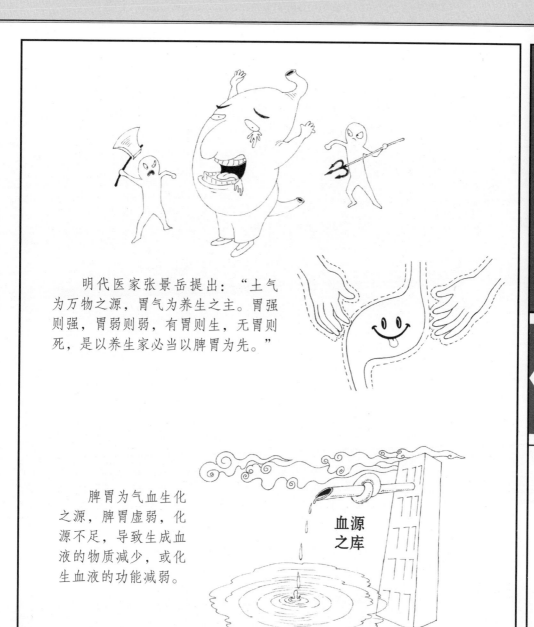

　　明代医家张景岳提出："土气为万物之源，胃气为养生之主。胃强则强，胃弱则弱，有胃则生，无胃则死，是以养生家必当以脾胃为先。"

　　脾胃为气血生化之源，脾胃虚弱，化源不足，导致生成血液的物质减少，或化生血液的功能减弱。

血源之库

若想脾胃安，食粥当为先

《本草纲目》记载："每日起食粥一大碗，空腹虚，谷气便作，所补不细，又极柔腻，与肠胃相得，最为饮食之妙也。"

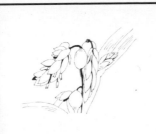

薏仁 30 克

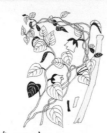

党参 15 克

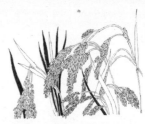

粳米 200 克

薏仁党参粥

【制作】将薏仁洗净，浸泡 2 小时；党参洗净，切成薄片。这两者与洗净的粳米一起放入锅中，加水适量，先用大火煮沸，撇去浮沫，再用小火慢慢熬 30 分钟即成。

【功效】常食此粥可有效防治脾胃虚弱所致的食欲缺乏、大便溏泄等症。

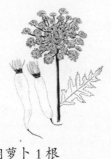

胡萝卜 1 根

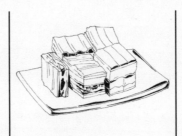

小排（肋排）100 克

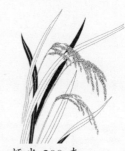

粳米 200 克

胡萝卜小排粥

【制作】将粳米用清水洗净，控干水分；小排用开水氽烫后切段；胡萝卜洗净切片。锅内加适量水烧开，加入上述用料煮开，转中火熬 30 分钟，加入精盐、味精、胡椒粉调味即可。

【功效】此粥可健脾祛湿，消水肿，经常食用，还有润肌美颜的效果。

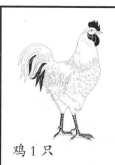
鸡 1 只

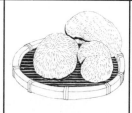
猴头菇 250 克

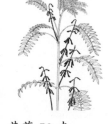
黄芪 50 克

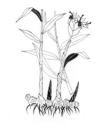
姜 15 克

猴头菇煲鲜鸡汤

【制作】将鸡内脏去除，洗净剁成块。在锅中放适量油，热后爆姜片，下入鸡块爆炒片刻，倒出。将黄芪洗净，与鸡肉一同放入煲中，放适量清水，大火煲沸后再改小火煲 2 小时，汤成去黄芪。猴头菇洗净，切成片状放入鸡汤内滚熟，加盐调味即可。

【功效】具有补脾益气、助消化、抗肿瘤之功效，适用于脾胃虚弱、消化不良、食欲缺乏等患者。

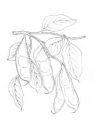
眉豆 30 克

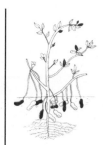
花生 30 克

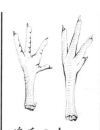
鸡爪 8 个
猪瘦肉 30 克

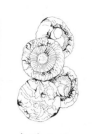
冬菇 5 朵
红枣 3 枚

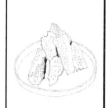
陈皮 10 克

眉豆花生煲鸡脚

【制作】将眉豆、陈皮、花生洗净后稍浸片刻；鸡爪去皮、甲，洗净切开，沸水焯一下；猪瘦肉洗净，红枣去核。将上述所有备好的材料一起放入瓦煲内，然后加清水 2500 毫升，大火煲沸后，改小火煲 2 小时即可。

【功效】健脾胃且不油腻，具有益气、消肿之功效。

感冒别发愁，古方解你忧

很多人对待感冒，就像半个医生一样，轻描淡写地说吃点感冒药。事实上，由于发病季节不同和人的体质不同，其表现出的症状也存在差异。因此，必须采用不同的药物对症治疗。

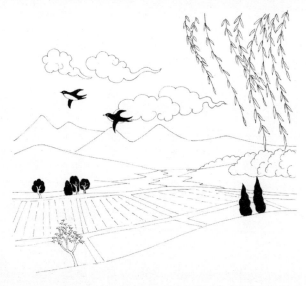

雨水前后，不仅有"春眠不觉晓，处处闻啼鸟"的美丽春景，更好"好雨知时节，当春乃发生"的期待和愉悦。

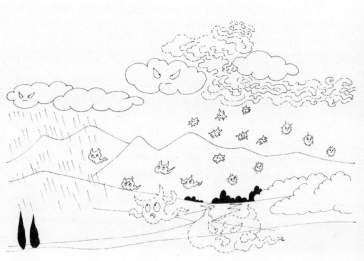

春天在送来温暖、雨水的同时，一些病原微生物也会在此"复苏"。人体的免疫力系统在面对这些病毒侵害时，难免有疏漏。一旦免疫系统薄弱时，疾病就易乘虚而入。其中，最易发生的疾病就是感冒。

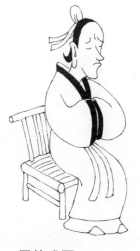

风寒感冒

症状：发热，怕冷，无汗，口渴，周身酸痛，舌质淡，苔薄白。

治法：取甘草、独活各10克，羌活、川芎各12克，防风、茯苓各15克，荆芥穗、柴胡、枳壳各128克，用水煎服，每日1剂。

风热感冒

症状：发热，有汗，口干，咳嗽，舌质红、苔薄黄。

治法：取薄荷、荆芥穗各6克，金银花、牛蒡子、板蓝根、连翘各10克，白茅根、芦根各15克，竹叶68克，水煎服，每日1剂。

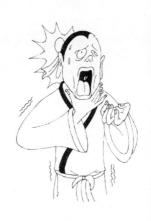

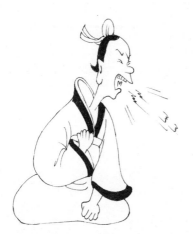

暑湿感冒

症状：头重如裹，恶心，欲呕，腹胀，周身乏力，舌质淡、苔厚腻。

治法：藿香、佩兰、白芷、陈皮、苏梗、大腹皮、连翘、茯苓、半夏各100克，用水煎服，每日1剂。

补肾兼补脾，五更不再泻

到了雨水时节，虽然冷气浸骨的天气渐渐被春日暖阳所替代，冬天的萧瑟和干枯之气，也在潇潇细雨中展现出杨柳轻舞的生气。但天气忽冷忽热、乍暖还寒，一旦保暖不及时或饮食不当，就有可能出现"五更泻"。

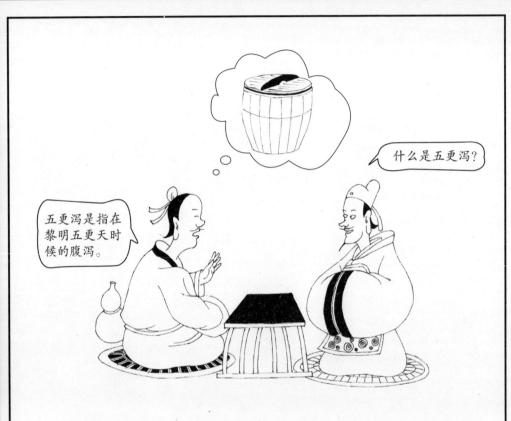

五更泻是指在黎明五更天时候的腹泻。

什么是五更泻？

中医学认为，五更泻主要的原因是肾阳虚造成，命门火衰导致大肠经不能提升。命门火衰则脾失健运导致腹泻。五更时分人体阳气还没有完全生发起来，如果命门火衰，阳气发不起来，就会造成虚者愈虚的状况，往往会在五更时腹泻。

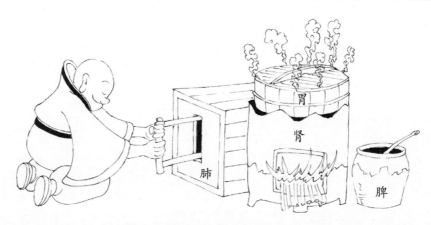

　　肾为先天之本：肾中精气的蒸腾气化，主宰着整个津液代谢，肺、脾等内脏对津液的气化，也依赖于此。津液的代谢，是通过胃的摄入、脾的运化转输、肺的宣发和肃降，肾的蒸腾气化、以三焦为通道，送至周身。

　　脾为后天之本：脾主运化，其功能的正常发挥有赖于命门之火的温养。

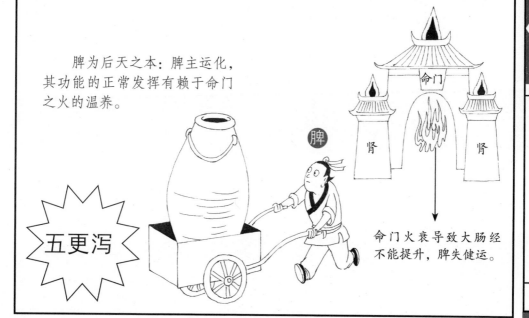

五更泻

命门火衰导致大肠经不能提升，脾失健运。

提升脾肾之阳，解决五更泻

　　在雨水节气前、中、后三天服用"雨水养生汤"，可调整脏腑气血的微小失衡，对润和脾胃、防止五更泻大有益处。五更泻是脾肾阳气不足所致，只要提升脾肾的阳气就是治本。提升脾肾的阳气，可每天按摩或艾灸足三里。

饮食方	做法	功效
1	取银耳、核桃仁各15克，枸杞子30克，小米适量。依常法煮粥；并于每日上午10：00服用200毫升即可	调整脏腑气血的微小失衡，对润和脾胃、防止五更泻大有益处
2	荔枝5粒，粳米一把，合煮粥食，连服3次；配加山药或莲子同煮更佳	荔枝补脾益血、壮阳益气，粳米能补中益气。两者合用，能有效治疗脾虚泄泻、阳虚腹泻
3	小米适量，研成粉末，放置锅内，用文火炒至微黄，随即加适量的水和糖煮成糊状，稍冷后服下，每日2~3次	焦米糊具有健脾和胃、补益虚损、祛毒止泻的功效

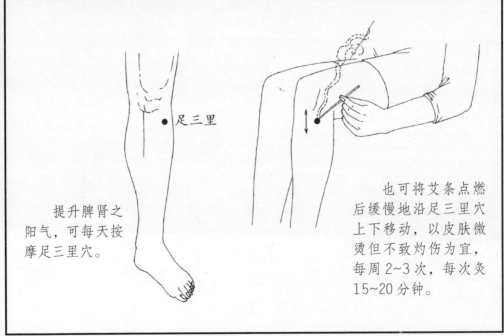

● 足三里

提升脾肾之阳气，可每天按摩足三里穴。

也可将艾条点燃后缓慢地沿足三里穴上下移动，以皮肤微烫但不致灼伤为宜，每周2~3次，每次灸15~20分钟。

图解百姓天天养生丛书

健康顺时生活立春雨水惊蛰篇

五更泻方剂

　　治疗"五更泻"应温肾健脾、固涩止泻。方用四神丸加减。四神丸，温肾散寒，涩肠止泻。用于肾阳不足所致的泄泻，症见肠鸣腹胀、五更溏泻、食少不化、久泻不止、面黄肢冷。

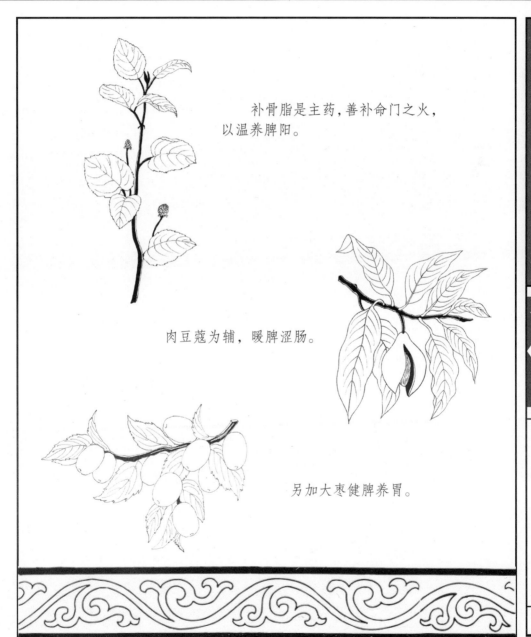

补骨脂是主药，善补命门之火，以温养脾阳。

肉豆蔻为辅，暖脾涩肠。

另加大枣健脾养胃。

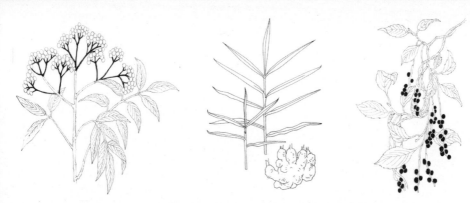

佐以吴茱萸、生姜以温中散寒，五味子敛酸固涩。

诸药合用，成为温肾暖脾、固肠止涩之剂，用于"五更泻"每获良效。

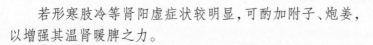

若形寒肢冷等肾阳虚症状较明显，可酌加附子、炮姜，以增强其温肾暖脾之力。

若久泻不止，身体虚弱，中气下陷，宜加黄芪、党参、白术、升麻等益气、健脾、升提之药。

小腹疼痛较甚者，可加小茴香、木香以暖肾行气止痛。

三焦通百脉，亥时睡眠养三焦

雨水时节对应手少阳三焦经。从中医角度来讲，手少阳三焦经亥时（21:00～23:00）旺。亥时百脉通，养身养娇容。三焦为六腑中最大的腑，具有主持诸气、疏通水道的作用。人在亥时能入睡，百脉可得到最好的休养生息，对身体十分有益处。

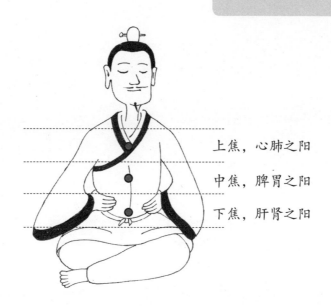

三焦是中医藏象学说中的一个特有的名词，是上焦、中焦和下焦的合称。

上焦，心肺之阳

中焦，脾胃之阳

下焦，肝肾之阳

上焦

膈以上，包括心、肺在内的脏腑。

中焦

膈以下，脐以上，包括脾、胃。

下焦

脐以下，包括肾、膀胱、大肠、小肠、女性子宫在内。

亥时，三焦经当令，人只有在进入睡眠的状态下，
才能保证均衡地输送和调配元气和水液给各大脏腑。

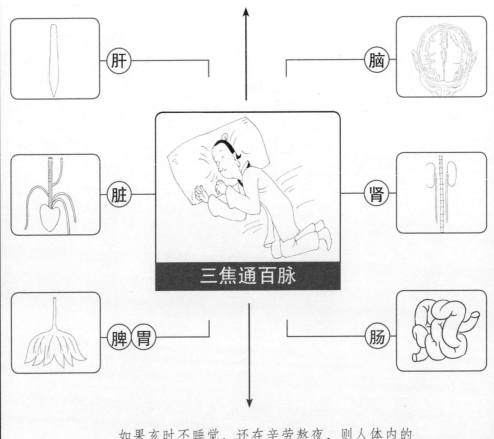

肝

脑

脏

肾

三焦通百脉

脾胃

肠

如果亥时不睡觉，还在辛劳熬夜，则人体内的
精气和血液过于集中某一个脏腑，三焦经分配给其
他组织器官的元气和水液就少了。如此在缺"粮"
的状况下，就易闹"脾气"，长此以往，身体就易
生病了。

亥时不入睡的害处

亥时，秉灯熬夜，费尽心神、脑神，则三焦经要给予"心"特殊的关照，对于其他脏腑，所给予的营养就会少之甚少，自然，其他脏腑在缺粮饿肚子的情况下，则易闹"脾气"。

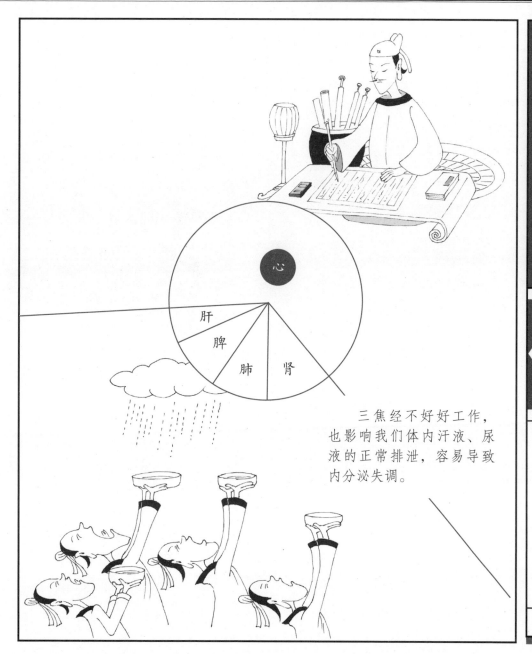

三焦经不好好工作，也影响我们体内汗液、尿液的正常排泄，容易导致内分泌失调。

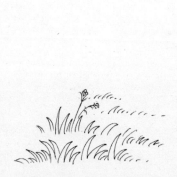
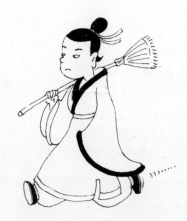

第五章

惊蛰节气话养生

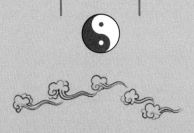

惊蛰节气思维导图

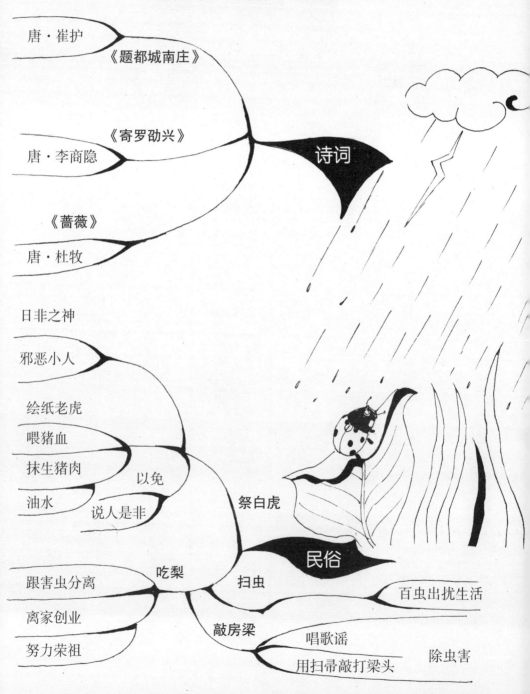

唐·崔护

《题都城南庄》

《寄罗劲兴》

唐·李商隐

诗词

《蔷薇》

唐·杜牧

日非之神

邪恶小人

绘纸老虎

喂猪血

抹生猪肉

油水

以免

说人是非

祭白虎

民俗

吃梨

扫虫

跟害虫分离

百虫出扰生活

离家创业

敲房梁

努力荣祖

唱歌谣

用扫帚敲打梁头

除虫害

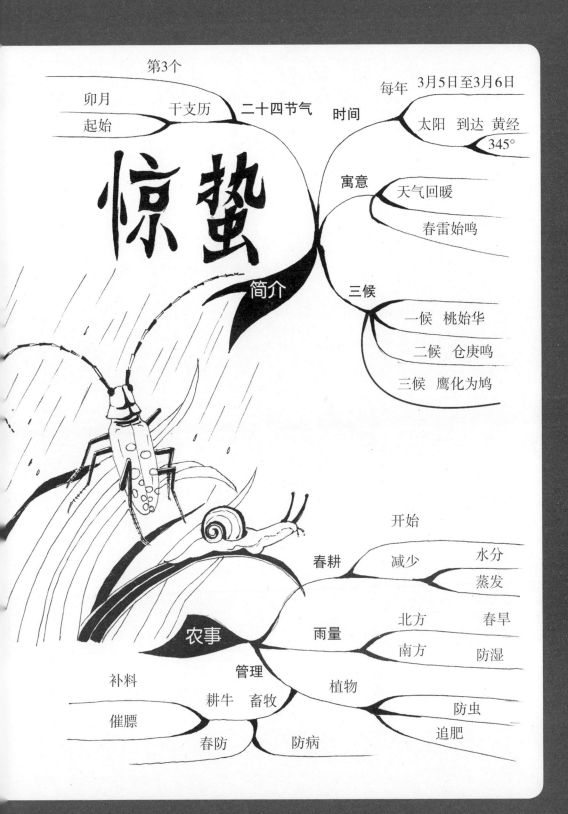

惊蛰

简介

第3个
干支历
卯月 起始
二十四节气

时间
每年 3月5日至3月6日
太阳 到达 黄经
345°

寓意
天气回暖
春雷始鸣

三候
一候 桃始华
二候 仓庚鸣
三候 鹰化为鸠

农事

春耕
开始
减少 水分 蒸发

雨量
北方 春旱
南方 防湿

植物
防虫
追肥

管理
畜牧
耕牛
补料
催膘
春防 防病

惊蛰节气要知晓

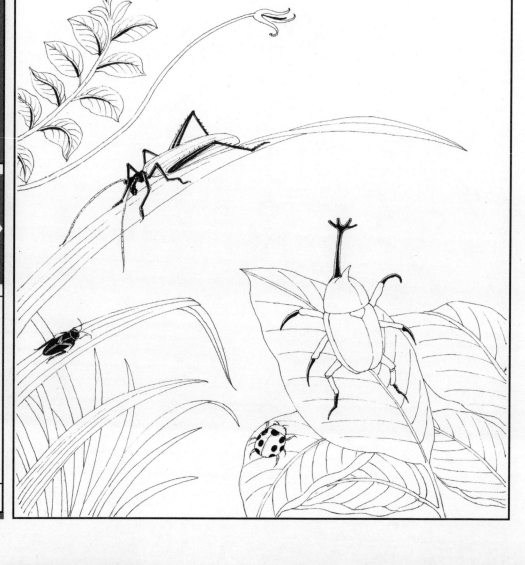

星象物候

惊蛰地门开，蛰虫纷出洞

惊蛰节气一般在公历3月5~6日。惊蛰之日，太阳位于黄经达345°。惊蛰当晚七点，仰望星空，北斗七星的斗柄正指向东偏北的方向，即75°处，古人称为甲的方向。

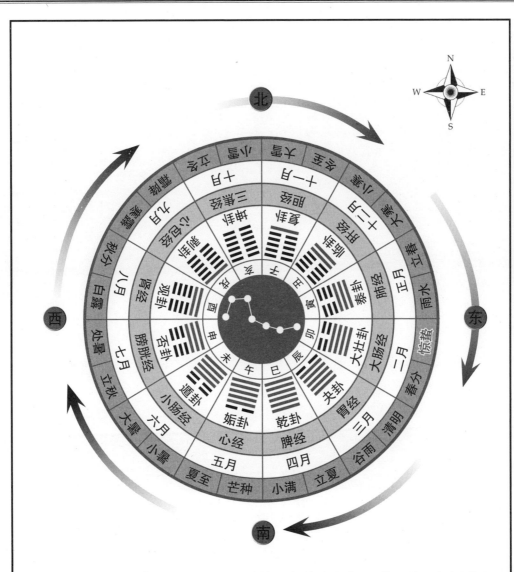

惊蛰时节天气转暖，渐有春雷，动物入冬藏伏土中，不饮不食，称为"蛰"，而"惊蛰"即上天以打雷惊醒蛰居动物的日子。这时中国大部分地区进入春耕季节。

惊蛰三候

一候桃始华，二候仓庚鸣，三候鹰化为鸠。

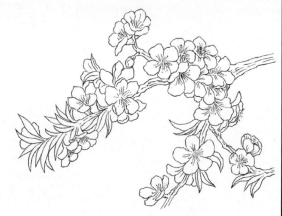

一候桃始华

　　此时满园桃树开花，如霞似锦，让人沉浸于无限的美景之中。

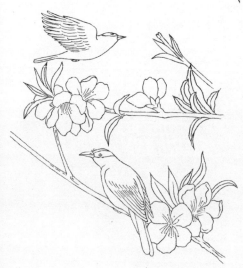

二候仓庚鸣

　　被称为仓庚的黄鹂鸟，在开满鲜花的树枝间跳来跳去，时时鸣叫出美妙的歌声。

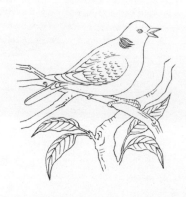

三候鹰化为鸠

　　天空中已经看不到雄鹰的踪迹，我们只能看见斑鸠在鸣叫。

图解百姓天天养生丛书

健康顺时生活立春雨水惊蛰篇

惊蛰花信风

一候桃花，二候棣棠，三候蔷薇。

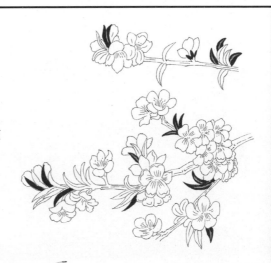

一候桃花

　　桃花树态优美，枝干扶疏，花朵丰腴，色彩艳丽，为早春重要观花树种之一。

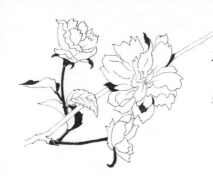

二候棣棠

　　别名地棠、黄榆叶梅等，蔷薇科、棣棠花属落叶灌木，花黄色。

三候蔷薇

　　在玫瑰、蔷薇、月季"三姐妹"中，蔷薇虽花朵最小，但花朵繁茂，色泽鲜艳，气味芳香，为香色并具的观赏花。

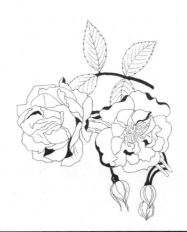

图解百姓天天养生丛书

题都城南庄

唐·崔护

去年今日此门中，人面桃花相映红。

人面不知何处去，桃花依旧笑春风。

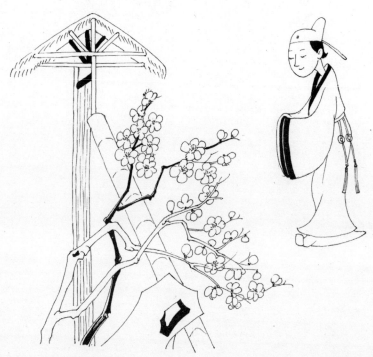

去年的今天，就在这长安南庄的一户人家门口，我看见那美丽的面庞和盛开的桃花互相映衬，显得分外绯红。时隔一年的今天，故地重游，那含羞的面庞不知道去了哪里，只有满树桃花依然是旧样，笑着盛开在这和煦春风中。

健康顺时生活立春雨水惊蛰篇

寄罗劲兴

唐·李商隐

棠棣黄花发，忘忧碧叶齐。

人闲微病酒，燕重远兼泥。

混沌何由凿，青冥未有梯。

高阳旧徒侣，时复一相携。

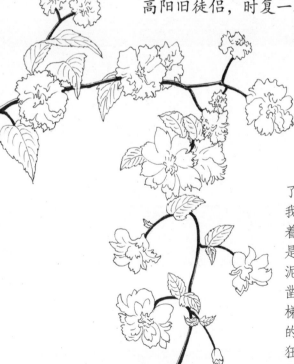

《诗经·小雅·常棣》上载："常棣之华，鄂不韡韡，凡今之人，莫如兄弟。"于是从先秦以来，"棣花"就被用来指代兄弟情谊。

　　清明时节棣棠的黄花开放了，忘忧草的绿叶已经长齐全。我这个人悠闲的原因是经常带着微醉的酒意，燕子飞行沉重是因为从远处衔来了筑巢的软泥。混沌这个人没有七窍一开凿就有了，要上青天也没有云梯。我们都像是汉高祖刘邦时的高阳酒徒郦食其那样的恃才狂放的伴侣，时常记得要相互提携。

蔷薇

唐·杜牧

朵朵精神叶叶柔，雨晴香拂醉人头。

石家锦障依然在，闲倚狂风夜不收。

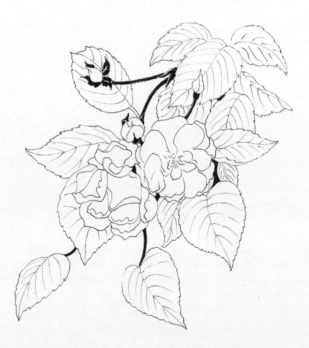

　　朵朵盛开的蔷薇花与那片片温柔的绿叶互相辉映，鲜艳如锦，嫣然可爱。雨晴之后，浓香四散，飘拂于空中，闻后使人陶醉。盛开的蔷薇花如同当年晋朝的石崇的五十里锦步障一样华丽奢侈，悠闲中对着狂风夜晚花开都不收拢。

惊蛰主要民俗

祭白虎化解是非

　　中国的民间传说白虎是口舌、是非之神，每年都会在这天出来觅食，开口噬人，犯之则在这年之内，常遭邪恶小人对你兴风作浪，阻挠你的前程发展，引致百般不顺。大家为了自保，便在惊蛰那天祭白虎。

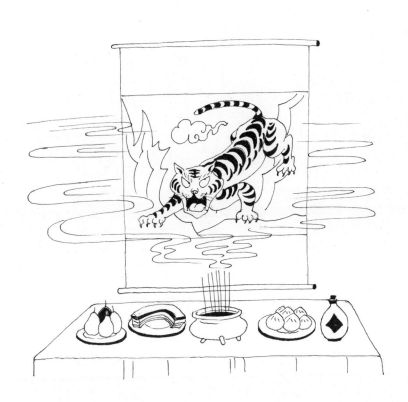

　　所谓祭白虎，是指拜祭用纸绘制的白老虎，纸老虎一般为黄色黑斑纹，口角画有一对獠牙。拜祭时，需以肥猪血喂之，使其吃饱后不再出口伤人，继而以生猪肉抹在纸老虎的嘴上，使之充满油水，不能张口说人是非。

惊蛰扫虫

惊蛰时节，蛰伏的百虫从泥土、洞穴中爬出来，开始活动，并逐渐遍及田园、家中，既祸害庄稼又滋扰生活。为此，惊蛰时节，民间均有不同形式的除虫仪式。

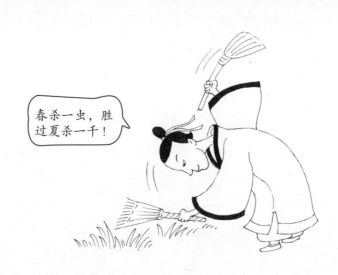

民间有谚语："惊蛰一犁土，春分地如筛""惊蛰清田边，虫死几千万""春杀一虫，胜过夏杀一千"，此时虫子刚刚起蛰，身体各种机能还没有完全恢复，趁其虚弱之际围歼除之，可以说是正当时。

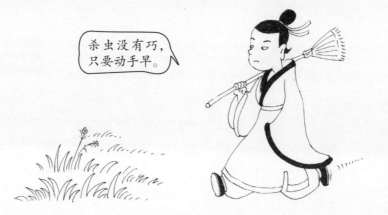

惊蛰吃梨

　　"梨""离"谐音，惊蛰吃梨寓意"跟害虫分离""离家创业""努力荣祖"。

敲梁震房

　　惊蛰时期，百虫活动频繁。民间流行边唱歌谣，边用扫帚敲打梁头来驱逐虫害。

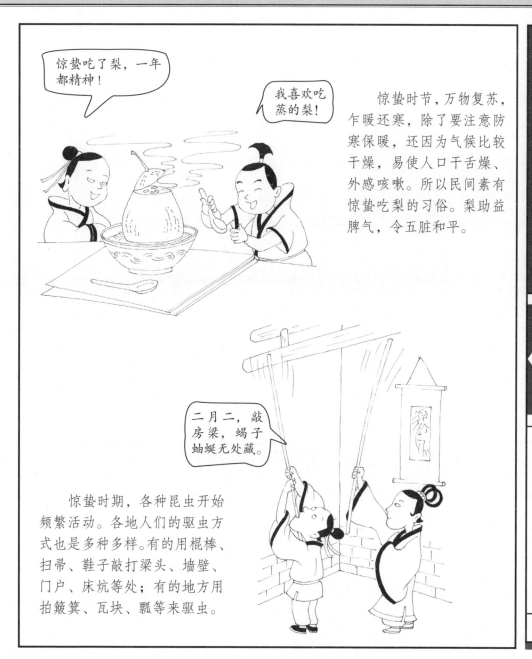

惊蛰时节，万物复苏，乍暖还寒，除了要注意防寒保暖，还因为气候比较干燥，易使人口干舌燥、外感咳嗽。所以民间素有惊蛰吃梨的习俗。梨助益脾气，令五脏和平。

惊蛰时期，各种昆虫开始频繁活动。各地人们的驱虫方式也是多种多样。有的用棍棒、扫帚、鞋子敲打梁头、墙壁、门户、床炕等处；有的地方用拍簸箕、瓦块、瓢等来驱虫。

惊蛰养生大攻略

春天肝当令，惊蛰护肝正当时

惊蛰病毒正出动，灭毒消病真轻松

邪气入肝，则两肋痛

惊蛰春练宜和缓

惊蛰要注重四种体质的养生

惊蛰时令蔬果排行榜

春天肝当令，惊蛰护肝正当时

惊蛰时分阳气上升，万物萌生，人体新陈代谢旺盛，能暴露肝的各种健康问题，非常适宜养护和治疗肝病。

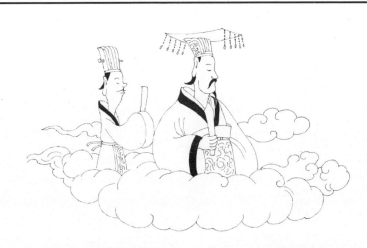

《黄帝内经》认为，春天肝当令。肝的任务就是保持人体全身气机疏通畅达，让身体气血畅通而不瘀滞。打个比喻，我们身体这个"国家"，政令就靠肝这个"将军"去沟通传达。这个担子并不轻，万一伤了肝，气机不调，血行不畅，太多的身体邪气无法及时排解出去，势必会引发其他脏器生病。正因如此，惊蛰时节要养好肝。

肝是人体重要的解毒器

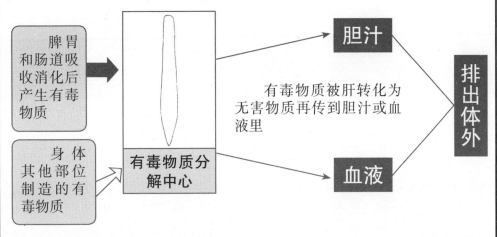

养肝、清肝全方略

　　惊蛰时节要养肝、清肝：春天是肝病的高发时节，同时也是养护和治疗肝病的重要时节。而调养肝要分清"养肝"和"清肝"。

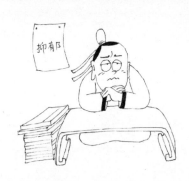

　　肝气偏弱：多为工作节奏快、压力大的人群。他们对饮食营养无暇顾及，容易造成营养不平衡，再加上平时又缺乏体育锻炼，长此以往，必然会影响肝的健康。

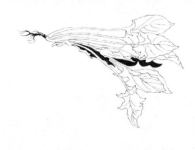

　　养肝方略：应多食养肝的青色食物，如菠菜、韭菜、香菜等；平时的零食也应换成山楂、乌梅、白芍等酸味食物或药物，以达到柔肝、调肝的效果。

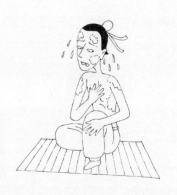

　　肝火旺盛：具有心情压抑、嗜好烟酒、嗜食酸辣、身材肥胖、脸上长痤疮、怕热出汗等特点。

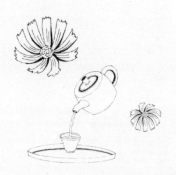

　　养肝方略：滋阴清肝火多饮菊花茶。中医学认为，菊花有通畅气血，克制燥气，保障肝功能正常的功效。

惊蛰病毒正出动，灭毒消病真轻松

惊蛰时节，正值气温变化大的"动乱"时期。晋代诗人陶渊明有诗曰："促春遘时雨，始雷发东隅。众蛰各潜骇，草木纵横舒。"随着蛰虫震起而出，自然界一些致病微生物也在滋生、繁殖，正是疫病多发的时候。例如，流感、流行性腮腺炎、麻疹、百日咳等疾病都呈多发趋势。

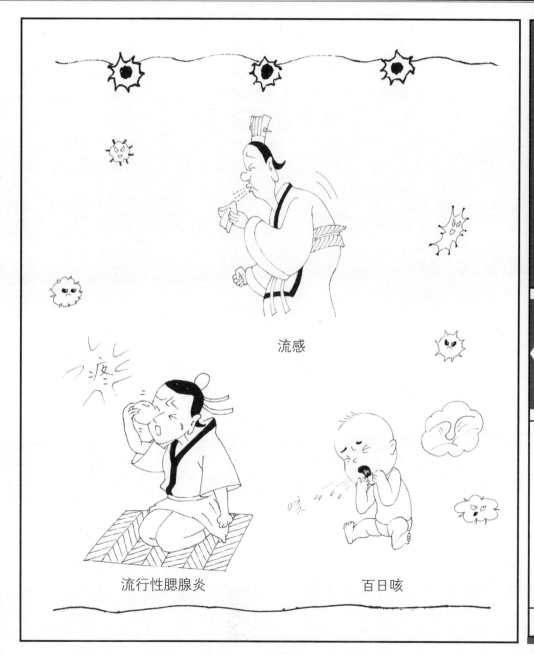

流感

流行性腮腺炎

百日咳

培补正气，邪不可干

中医常说："培补正气，邪不可干。"要刹住侵害人体的歪风邪气，就应该先找"内因"，再去理会外因，因为外因只能通过内因才可能发生作用。

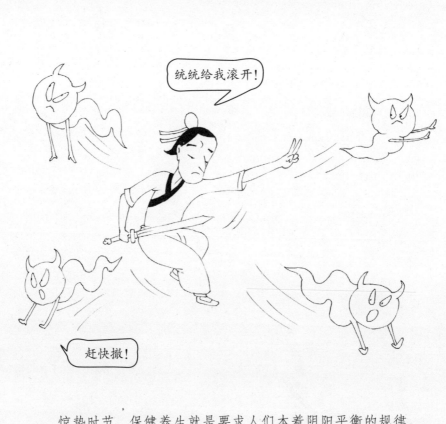

惊蛰时节，保健养生就是要求人们本着阴阳平衡的规律，合理调整饮食习惯，对体内进行一次彻底的"整风运动"，使气血得到畅通，阴阳不出现落差。

食用清热解毒的药物

　　由于春季的病毒和细菌，大多喜欢在湿热的环境中生存，因此，要预防病毒的侵袭，就要多食清热解毒的药物，如板蓝根、薄荷、葛根等。

名称	性状	功效	常用方剂
板蓝根	本品为十字花科植物菘蓝和草大青的干燥根	清热，解毒，凉血，利咽。治疗流感、温毒发斑、高热头痛、丹毒、痄腮、喉痹、疮肿、水痘、肝炎等症	治流行性腮腺炎：板蓝根18克，夏枯草、金银花、甘草各10克。水煎2次，混合后分3次服。连服3日，每日1剂 治痘疹：板蓝根30克，甘草0.9克（锉，炒）。上同为细末，每服1.5克或3克，取雄鸡冠血二三点，同温酒少许，食后，同调下
薄荷	本品茎直立，高30~60厘米，下部数节具纤细的须根及水平匍匐根状茎，锐四菱形，具四槽，上部被倒向微柔毛，下部仅沿菱上被柔毛，多分枝	通利关节，发毒汗，去愤气，破血止痢。治疗伤寒头痛、脑中风、鼻出血、小儿风涎等症	治鼻出血不止：薄荷煎汤服。 治痰多，风热：以薄荷末炼蜜丸芡子大，每日吃1丸，白砂糖调和亦可。 治淋巴结核，或破未破：以新薄荷1千克取汁，皂荚一挺，水浸，去皮，捣取汁同于瓦器内熬膏。加连翘末15克，青皮、陈皮、黑牵牛子半生半炒各30克，皂荚子45克，一同捣烂和成梧桐子大小的丸。每次服30丸，煎连翘汤服下
葛根	本品呈纵切的长方形厚片或小方块，长5~35厘米，厚0.5~1厘米。外皮淡棕色，有纵皱纹，粗糙。切面黄白色，纹理不明显。质韧，纤维性强。气微，味微甜	升阳解肌，透疹止泻，除烦止渴。治疗流感、温热头痛项强、烦热消渴、泄泻、痢疾、瘫疹不透等症	治视力减退：葛根、毛冬青各30克，枸杞子20克，菊花15克。水煎服，每日1剂。 治烦热消渴：生山楂10克切片，葛根5克，研为细末，两者用开水冲服。每日3剂，连服30日为1个疗程

邪气入肝，则两胁痛

惊蛰时节，天气干燥多风，风性好动，易招致肋间神经痛。疼痛通常发生在左右胸的某一侧，且会沿着胸部的肋骨向周围扩散，深呼吸或咳嗽、打喷嚏时会引起剧痛。

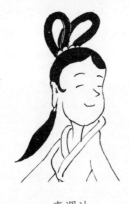

喜调达

肝位于胁部，其脉分布于两胁。在中医看来，肝为风木之脏，其性喜调达，恶抑郁。

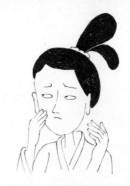

恶抑郁

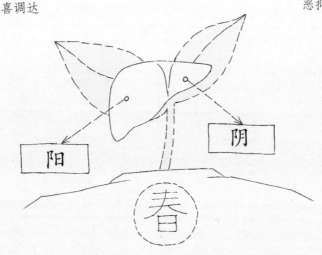

阳

阴

春

肝脏左叶大，右叶小，大属阳，小属阴。阳造血，阴润气，大小两叶保持永远光滑湿润，这样，面气足才会生津，才能维护五脏之门户。

肝脏为什么有大小两叶呢？《难经·四十一难》认为，肝脏两叶，是由于"去太阴尚近，离太阳为远，犹有两心，故有两叶"。

中医解读肋间神经痛

中医认为本病系胁肋部经气不和所致，其病属肝胆二经气道壅闭，导致血滞，气郁，痰湿流注络脉，聚结不散而产生胁痛。

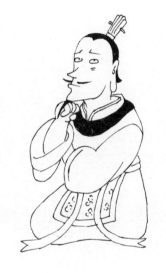

如果肝受病或情志郁结，肝气失于疏泄，络脉受阻，经气运行不畅，往往出现胁痛的症状。

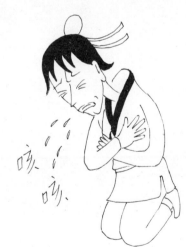

若肝气郁结日久，气滞产生血瘀或因跌仆闪挫，引起络脉停瘀，也可导致血瘀胁痛。

《素问·藏气法时论》记载："肝病者，两胁下痛引少腹。"
《灵枢·五邪》也记载："邪在肝，则两胁中痛。"

热敷法治肋间神经痛

以毛巾浸透药液热敷患处，热度以皮肤能够耐受为度。每晚1次，每次30分钟。热敷后必须避风。

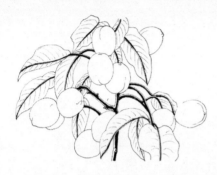

取醋炒青皮30克，栀子30克，蒲公英50克，生甘草20克。诸药放入砂锅中，水煎两次，约合药液2500毫升，滤渣取汁备用。

本方清热解毒、理气止痛，适用于肋间神经痛。

青皮味苦、辛，常用于用于胸胁胀痛，疝气疼痛，乳癖，乳痈，食积气滞，脘腹胀痛。

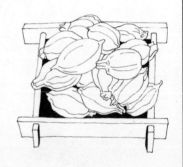

栀子善于清热，泻火，凉血。治热病虚烦不眠，黄疸，淋病，消渴，目赤，咽痛，吐血，衄血，血痢，尿血，热毒疮疡，扭伤肿痛。

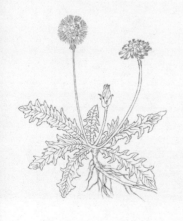

蒲公英清热解毒，利尿散结；生甘草调和诸药。

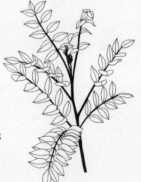

中药方剂治疗肋间神经痛

处方一：理气和络汤。

处方二：丹参息痛汤。

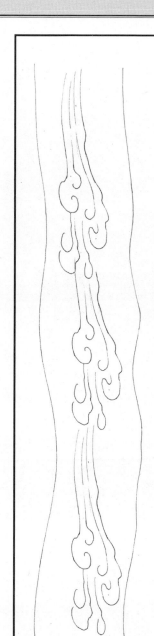

处方一：理气和络汤

组成：当归须 30 克，旋覆花 10 克（包），茜草、龙胆草、牡丹皮、山栀衣各 10 克，川楝子 15 克，青皮、陈皮、乳香、没药各 6 克，三棱、莪术、元胡、白芥子、甘草各 10 克，木鳖子 0.3 克（分 3 次冲服），葱白 5 枚。

用法：水煎 3 次，分 3 次服，每日 1 剂。

功效：理气和络，泻火化瘀。

主治：肋间神经痛。

处方二：丹参息痛汤

组成：丹参 12 克，炒五灵脂 10 克，香附 12 克，当归 10 克，佛手 12 克，柴胡 10 克，三七粉 3 克（冲服），白芍 12 克，元胡 12 克，甘草 6 克。

用法：水煎服，每日 1 剂。

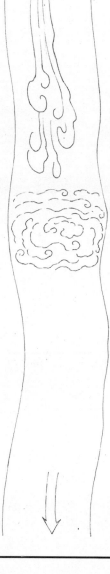

推搓两肋，养护肝气

所谓"通则不痛，痛则不通"，肋骨虽然近在眼皮下，但最容易被我们忽略，即使常做扩胸、伸展等动作，也很难真正刺激到这里。唯有进行用力按摩，才能疏通经络，唤醒这里瘀滞的气血。

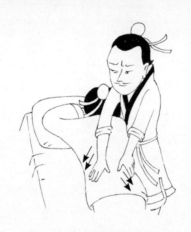

双手张开呈爪状，将指尖附于同侧胸骨肋间处，从胸前正中线沿肋间向两侧分推 1 ~ 2 分钟，力度稍重，以感到疼痛却能忍受为宜。再将双手四指并拢，分别放于同侧剑突旁，沿肋骨分推 1 ~ 3 分钟。

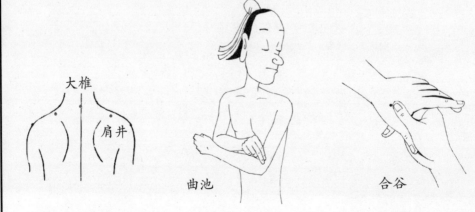

在推搓两肋的基础上，若再进行按摩大椎穴、肩井穴、合谷穴、曲池穴等穴位，效果更明显。

惊蛰春练宜和缓

惊蛰时节，人和动物一样，都是从冬眠中惊醒过来，此时身体各脏器的功能都处于较低的状态，四肢关节、肌肉还处于"苏醒前期"，此时若运动幅度大，运动量大，对身体的伤害是很大的。

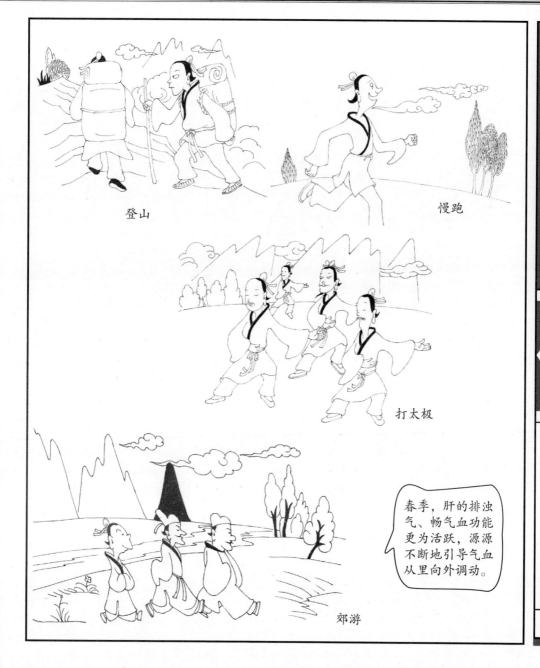

登山

慢跑

打太极

春季，肝的排浊气、畅气血功能更为活跃，源源不断地引导气血从里向外调动。

郊游

惊蛰要注重四种体质的养生

由于人体先天的基础条件有差异，另外又受制于后天多种因素的影响，在其生长发育和衰老过程中，形成了不同的心理、生理功能上的相对稳定的某种特征，这种特征往往又决定着机体对某些致病因素的易感性和病变过程中的倾向性，因此在养生中要因人而异，不能一概而论。

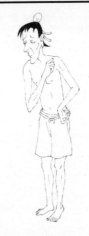

阴虚体质者易阴虚火旺，调养以肝肾为主。食补宜选择清淡食物。另还要多参加一些舒缓的运动锻炼。

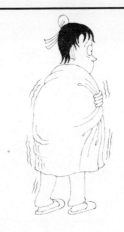

阳虚体质者对气候适应能力较弱，建议加强饮食调节和体育锻炼，多食用补阳食品，多晒太阳提升阳气，以增强身体免疫能力。

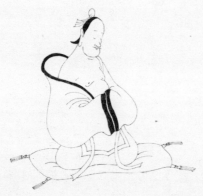

痰湿体质者，随着雨水、惊蛰前后阴雨天气增多，应谨防湿邪侵袭，多吃一些化痰祛湿、健脾利湿的食物。

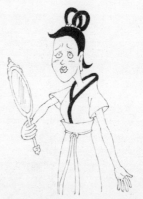

血瘀体质者要注意精神调节，保持乐观心境，要多食用舒血化瘀的食物。

惊蛰时令蔬果排行榜

	食物的五色	食物的性质	食物的功效	营养食谱	搭配禁忌	不适合人群
菠菜	绿色	味甘辛性凉	通血脉，开胸膈，下气调中，止渴润燥	菠菜拌藕片	忌与豆腐同食	脾虚便溏者
芦荟	红、黄	味涩性温	杀菌、抗炎、美容	盐水花生芦荟	无	脾胃虚寒及不思食者
水萝卜	红色	味辛涩性寒	降低血脂、软化血管、稳定血压	腌制酱菜	忌与人参、西洋参同食	偏寒体质者、脾胃虚寒者
芹菜	绿色	味辛、甘性凉	镇静安神、养血补虚、降压	芹菜拌干丝	忌与虾、醋、黄瓜同食	脾胃虚寒、肠滑不固者、血压偏低者
木耳菜	绿色	味甘、酸性寒	清热、解毒、滑肠、润燥	蒜泥木耳菜	无	孕妇

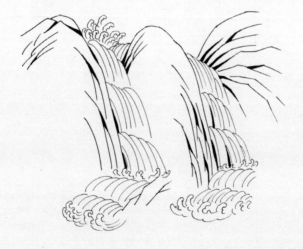

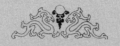

第六章

春季补肝经络按摩法

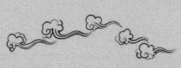

反射区疏肝解郁按摩法

穴位按摩，远离肝脾不和

按摩推拿可疏肝解郁

反射区疏肝解郁按摩法

刺激手部肝反射区

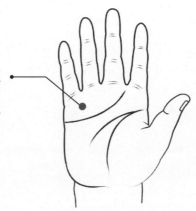

肝反射区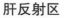

位于右手的掌侧及背侧，
第4、5掌骨体之间近掌
骨头处。

以拇指和示指捏按左右手手掌的肝反射区，力度以反射区产生酸痛为
宜，但注意不要擦伤皮肤。此法可缓解焦躁易怒的情绪。

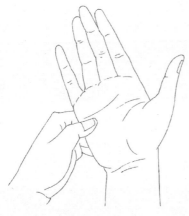

找准肝反射区，以拇指
指腹按揉肝反射区，力度以
反射区产生酸痛为宜。

刺激耳穴肝反射区

神门穴、心穴、肝穴、脾穴、皮质下穴。

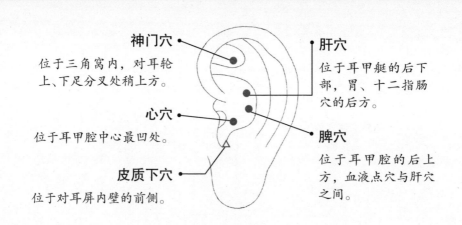

神门穴
位于三角窝内，对耳轮上、下足分叉处稍上方。

肝穴
位于耳甲艇的后下部，胃、十二指肠穴的后方。

心穴
位于耳甲腔中心最凹处。

脾穴
位于耳甲腔的后上方，血液点穴与肝穴之间。

皮质下穴
位于对耳屏内壁的前侧。

注：△表示被遮盖穴位

先用医用药棉对选定部位进行消毒，再以医用胶布（0.5平方厘米），将小米粒压贴于上述耳穴处。每穴捏压约30秒，至耳部有热痛感为止。

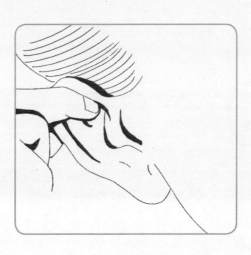

足部按摩肝反射区

肝、胆囊、腹腔神经丛、肾、输尿管、膀胱反射区。

肾反射区

位于双足底，中央人字形交叉后方中央凹陷处。

肝反射区

位于右足底，第4、5跖骨体之间，肺反射区的后方。

胆囊反射区

位于右足底，第3、4跖骨体之间，距离第3、4跖骨底部一拇指宽所形成的区域。

腹腔神经丛反射区

双足足底中心，分布在肾反射区与胃反射区附近。

输尿管反射区

位于双足足底，肾反射区与膀胱反射区中间，呈线状分布。

膀胱反射区

位于内踝前下方，双足足底内侧，舟骨下方，展肌侧旁，呈弧状带分布。

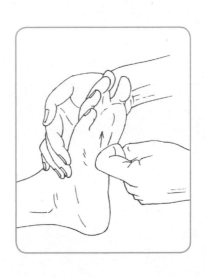

找准肝、胆囊反射区，一手握足，另一手半握拳，示指弯曲，以示指近节指间关节顶点施力，向足趾方向按摩，力度以反射区产生酸痛为宜。

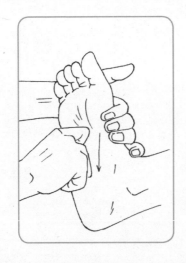

腹腔神经丛反射区

　　找准腹腔神经丛反射区，一
手握足，另一手半握拳，以拇指
指腹或示指近节指间关节揉按 1
分钟，力度适中，每日按 3 次。

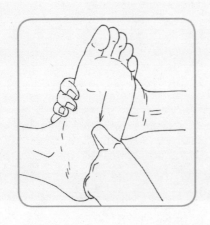

肾、输尿管、膀胱反射区

　　找准肾、输尿管、膀胱反射
区，再用拇指指腹或示指近节指
间关节连续推按这 3 个反射区，
力度适中，每个反射区推按 1 分
钟，每日推按 3 次。

穴位按摩，远离肝脾不和

太冲穴：按摩太冲穴，调动肝经的元气

太冲穴为肝经的原穴，是储存肝经元气的仓库。经常按揉太冲穴将有助于排除人体内部的浊气、浊物。

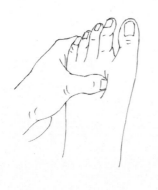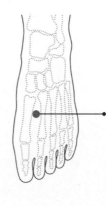

太冲穴

位于足背，第1、2跖骨结合部之前凹陷中。用手轻轻抚摸蹈趾与第2趾的骨骼，在其交汇处的最高点有一凹陷处，即为太冲穴。

五行之中，肝属木，心属火，木生火，但如果木不足，火就不可能旺。在这种情况下，就要经常按揉太冲穴。

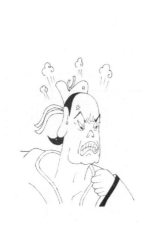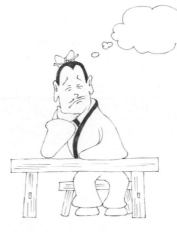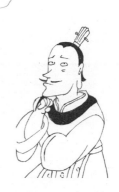

经常发脾气、郁闷、焦虑和精神压力比较大的人，最好常按压太冲穴，一次持续5分钟左右。

中脘穴：和胃健脾、降逆利水的好帮手

中脘是胃的募穴。

中脘是八会穴之腑会。

中脘是手太阳小肠经、手少阳三焦经、足阳明胃经、任脉的交会穴。

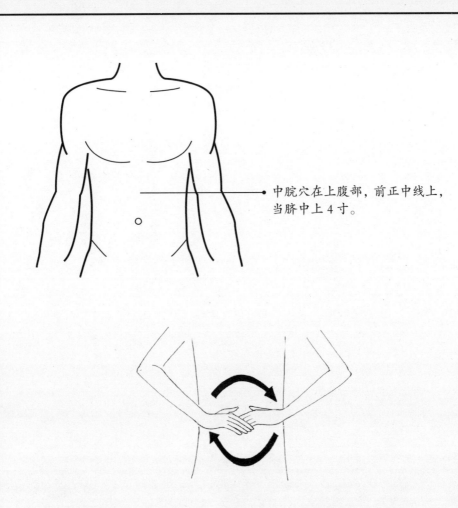

中脘穴在上腹部，前正中线上，当脐中上4寸。

按揉中脘穴时，可以用指端或掌根，每次按揉约5分钟，或用掌心揉此穴，每次约10分钟。按揉时最好配合呼吸一圈圈地按揉，一吸一呼为一圈，顺时揉5分钟，再逆时揉5分钟。可以起到健脾益气、消食和胃的功效。

足三里：按摩足三里，调脾胃、补益气

　　足三里穴是"足阳明胃经"的主要穴位之一，它具有调理脾胃、补中益气、通经活络、疏风化湿、扶正祛邪之功能。

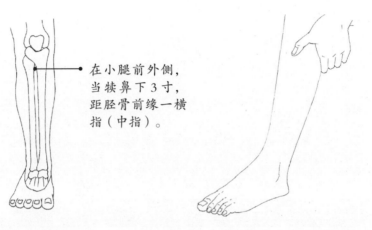

在小腿前外侧，当犊鼻下3寸，距胫骨前缘一横指（中指）。

按摩时以拇指点按足三里穴约100次，力度稍重，以感到胀痛为宜。

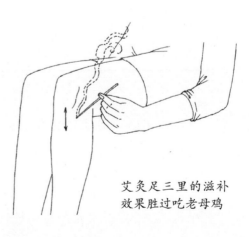

　　艾灸时，将艾条点燃后沿足三里穴缓慢上下移动，感觉微烫但不致灼伤为宜。

艾灸足三里的滋补效果胜过吃老母鸡

阳陵泉：疏肝利胆、强健腰膝

阳陵泉穴是胆经的合穴，合穴是人体当中气血汇聚的地方，气血很足，刺激这个穴位可强身健体。阳陵泉穴是人体八会穴中的筋穴，所有的筋汇集到这里，所以和筋有关的病症，都可以通过刺激阳陵泉穴来进行调理。

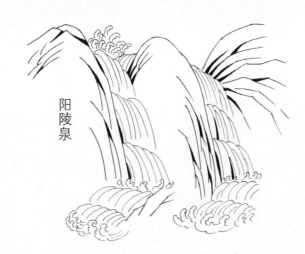

阳，指人体当中的阳气；陵，指土堆；泉，指源源不断的意思。

阳陵泉穴是指胆经的地部经水在本穴的位置大量的气化。

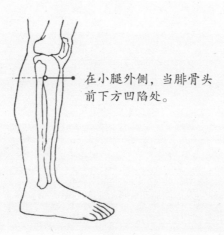

在小腿外侧，当腓骨头前下方凹陷处。

按摩法：用拇指按压在两侧的阳陵泉穴穴位上，先点按穴位1分钟左右，再分别沿着顺时针和逆时针方向，旋转按揉阳陵泉穴3～5分钟即可。

肝俞穴：养肝不可缺少的养生要穴

　　肝俞穴为肝的背俞穴，为肝的元气在身体背部汇聚而成的"水潭"，肝俞是养肝不可缺少的养生要穴。肝俞与太冲搭配，在中医学里属于"俞原配穴"法，能够补肝阴，养肝柔肝。

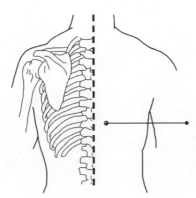

　　肝俞穴位于人体的背部脊椎旁，第九胸椎棘突下，左右二指宽处（或第九胸椎棘突下，左右旁开1.5寸）。

　　起床后或睡前多按揉、刺激肝俞穴有疏肝利胆、降火、止痉、退热、益肝明目、通络利咽、行气止痛等功效。

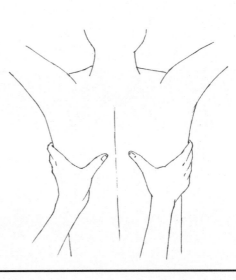

　　按摩手法：选准肝俞穴，双拇指分别按压在双侧肝俞穴上，做旋转运动，由轻到重至能承受为止，每次持续10～20分钟，每次3～5次。

　　行间穴是人体肝经上的要穴之一，五行中属火，所以具有泄肝火、疏气滞的作用。

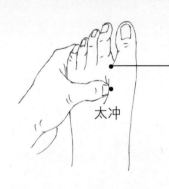

行间

在足背侧，第1、第2趾间，皮肤深浅颜色交界处。

太冲

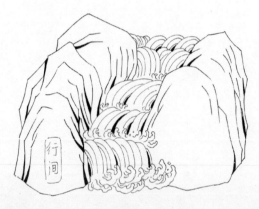

　　行间，行，行走、流动、离开也；间，二者当中也。该穴名意指肝经的水湿风气由此顺传而上。本穴物质为大敦穴传来的湿重水气，至本穴后吸热并循肝经向上传输，气血物质遵循其应有的道路而行，故名。

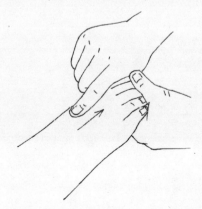

　　用拇指从太冲穴一直推揉到行间穴，动作缓慢有力。采用这种方式推揉，可以刺激肝经上的两大穴位。

三阴交穴：健脾、补肝、益气之要穴

　　本穴物质有脾经提供的湿热之气，有肝经提供的水湿风气，有肾经提供的寒冷之气，三条阴经气血交会于此。经常按摩本穴，可起到健脾、补肝、益气等功效。

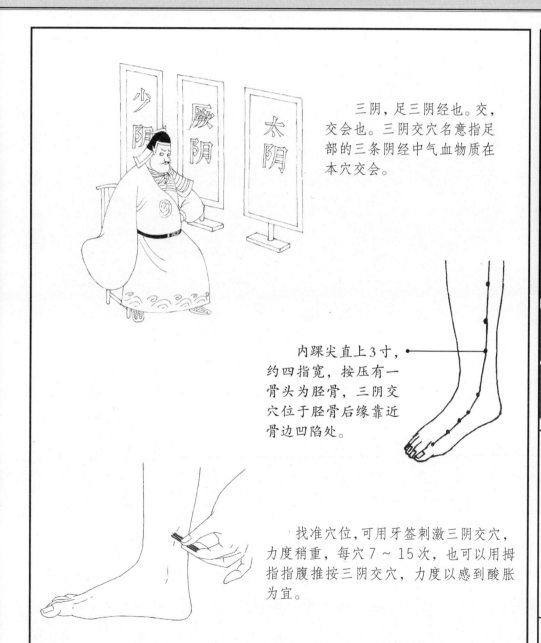

三阴，足三阴经也。交，交会也。三阴交穴名意指足部的三条阴经中气血物质在本穴交会。

内踝尖直上3寸，约四指宽，按压有一骨头为胫骨，三阴交穴位于胫骨后缘靠近骨边凹陷处。

找准穴位，可用牙签刺激三阴交穴，力度稍重，每穴7～15次，也可以用拇指指腹推按三阴交穴，力度以感到酸胀为宜。

按摩推拿可疏肝解郁

晨笼解罩：手掌分推左右胸

晨笼解罩法为按摩推拿手法的摩擦类及推荡类中以双手掌指着力于患者胸胁的手法之一，临床常与梳胁法并用。

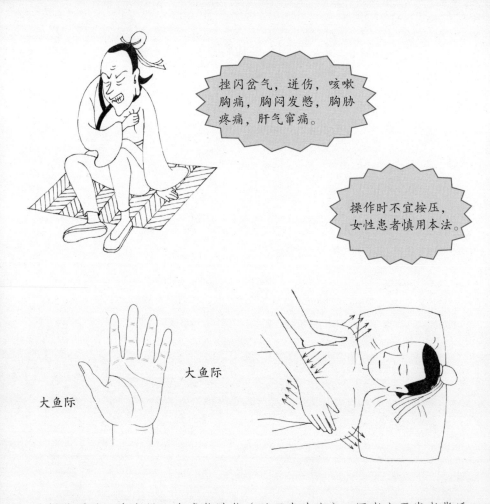

挫闪岔气，迸伤，咳嗽胸痛，胸闷发憋，胸胁疼痛，肝气窜痛。

操作时不宜按压，女性患者慎用本法。

大鱼际

大鱼际

操作手法：患者呈正坐或仰卧位（以正坐为宜），医者立于患者背后，双手分别过患者双肩，用大鱼际或余四指着力于同侧胸胁部，从胸骨正中始自上而下顺序分推至左右腋中线，反复数次。此手法主要用于男性患者。

功效：调和气血，祛郁行滞，疏泄肝郁，理气和血，消炎止痛，通经活络，开胸顺气，宣通肺气。

呼吸迎随法：调气血，疏肝郁

呼吸迎随法为按摩推拿手法的挤压类及推荡补泻类中以双手着力于胸腹部的手法之一，本法临床应用广泛，常被经络脏腑按摩流派用于调和气血，被正骨按摩流派用于肋骨复平，被伤科按摩流派用于治疗胸胁迸伤等。

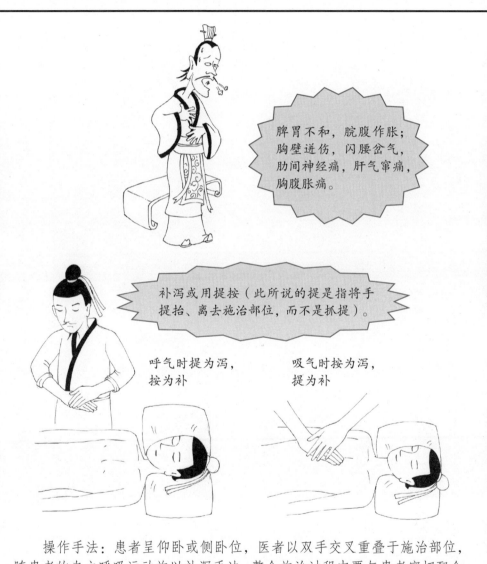

操作手法：患者呈仰卧或侧卧位，医者以双手交叉重叠于施治部位，随患者的自主呼吸运动施以补泻手法，整个施治过程中要与患者密切配合。

功效：消胀除满，开胸顺气；疏肝解郁，通经活络，调和气血，散瘀止痛。

锁叩开岔法：顺理进气，开胸顺气

　　锁叩开岔法为按摩推拿手法的被动运动类以双臂着力于患者胸胁的手法之一，也是结合呼吸迎随法而并用的手法。

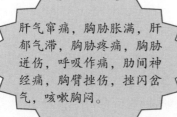

肝气窜痛，胸胁胀满，肝郁气滞，胸胁疼痛，胸胁迸伤，呼吸作痛，肋间神经痛，胸臂挫伤，挫闪岔气，咳嗽胸闷。

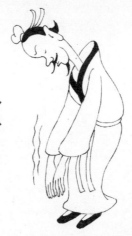

操作时医者要精神集中，抓准时机解锁开岔。

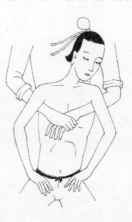

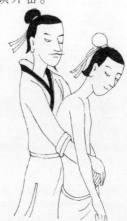

　　操作手法：患者正坐位，医者立于患者背后，双臂分别插过患者腋下，于胸前交叉后锁叩（注意在最大的呼气量时医者用双臂将患者胸胁锁紧），嘱患者加深吸气动作，并趁患者深吸气时，将紧紧锁叩于胸前的双手突然松开，患者以发出顿吸之声为宜。如此反复操作3次，患者即感呼吸通畅，痛止。此法主要用于胸胁部。

　　功效：消炎止痛，理气祛邪，顺理进气，开胸顺气。

梳胁开胸顺气法：五指如梳疏理两胁

梳胁开胸顺气法为按摩推拿手法的摩擦类中以双手指着力于患者胸胁部的手法之一。胸胁乃阴阳升降之通道，胸中阳气流行之场所，梳之则可开胸顺气。双手五指略分开如梳状，分别于左右疏理，故称为梳胁开胸顺气法。

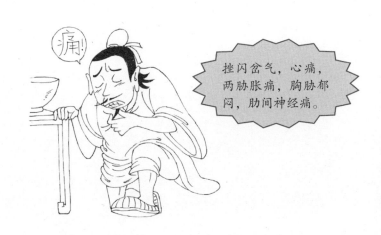

挫闪岔气，心痛，两胁胀痛，胸胁郁闷，肋间神经痛。

操作中避免搓、擦损及皮表，女性患者慎用本法。

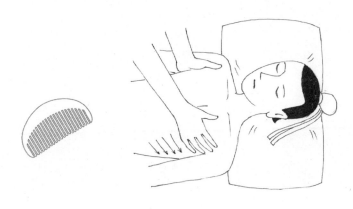

操作手法：患者呈仰卧位，医者站立，双手五指略分开，形似梳状，从胸正中向胁侧分别顺循左右分疏，双手对称，着力和缓，往返梳理。此法主要用于胸胁部。

功效：疏肝解郁，宣肺宽胸，疏通经络，开胸顺气。

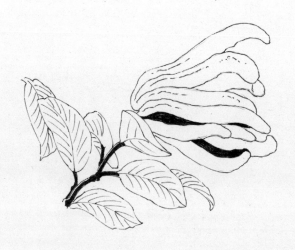

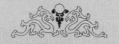

第七章

人不同，养肝也不同

千年古训：女子以血为主，以肝为养

　　在现实生活中，不同女性之间往往存在较大的差异。比如，有些女性面色红润，肌肤丰盈，毛发光滑，精神饱满；有些女性却脸色发暗，肌肤枯瘦，毛发干涩，精神恍惚。从中医学的角度来分析，造成这种巨大差异的根本原因还是肝血问题：前者肝血充足，而后者肝血亏损。

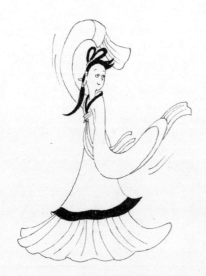

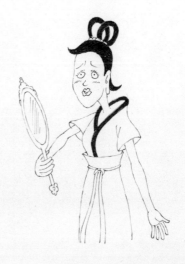

　　肝脏功能好，则面色红润，肌肤饱满丰盈，毛发润滑光泽，精神饱满，感觉灵敏，活动灵活。

　　肝功能差，则脸色暗黄，肌肤枯瘦无力，毛发干涩，精神恍惚，活动笨拙。

"血库"充足肝健康

女性从青春期每月一次准时来访的月经，到孕育期近十月怀胎到分娩、哺乳等，女人一生中的每个重要阶段，都要耗费大量的气血。没有充盈的气血滋养做后盾，每个阶段都不能顺利地进行。故而，肝就像一个存储气血的仓库。

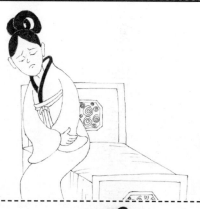

青春期来月经。如果肝脏"血库"充盈，月经就会准时到来；"血库"告急，则易导致月经紊乱、白带异常等病症。

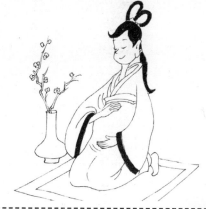

妊娠期的女性，需要肝脏提供血液养胎，肝血不足则会影响胎儿的发育。

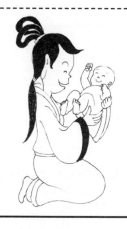

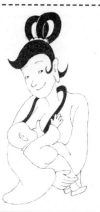

哺乳期的女性，往往会消耗大量的气血，需要肝脏供血补充。

"血库"告急，导致肝疏泄功能异常

如果"血库"告急，或是肝的疏泄功能不正常，就会导致月经紊乱、白带异常等病症，严重时还会导致不孕。对于女性而言，乳房是肝脉必经之路，如果肝失疏泄，气机不畅，肝气郁结，就会出现胸闷、乳胀、乳房疼痛。

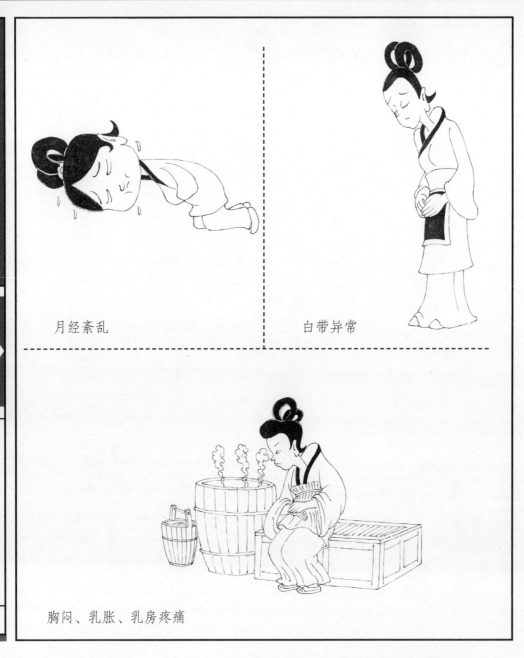

月经紊乱

白带异常

胸闷、乳胀、乳房疼痛

女性圣药——三红汤

所谓"三红"就是指大枣、花生和红豆。方中大枣、花生、红豆都具有良好的补血功效，共同熬汤，连汤共食之，能够促进气血畅通，使得面色红润、白里透红。长期坚持服用，既能温暖身体，又能美容养颜。

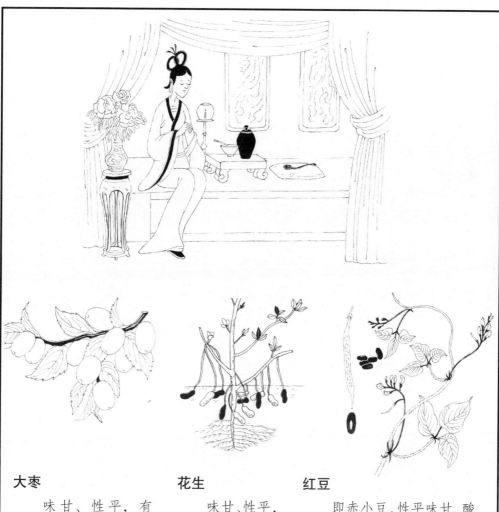

大枣
味甘、性平，有补脾和胃、益气和血、润肺生津的功效。

花生
味甘、性平，有益气健脾、补血止血的功效。这种功效主要指花生衣。

红豆
即赤小豆，性平味甘、酸，可利尿、消肿、健脾。除此，红豆还富含多种维生素和微量元素，尤其是含铁质和维生素B_{12}，具有补血和促进血液循环的功能。

驴皮煮胶补血护肝效果好

阿胶通过补血而滋润皮肤，利于皮肤保健。长期服用可使脸色红润，肌肤细嫩，有光泽。是滋养皮肤，美容养颜之佳品。

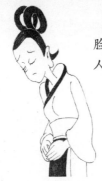

从前有一户地主，家里的女主人生产后身体虚弱，脸色苍白没有血色。于是男主人吩咐伙计煮驴肉给女主人补身体。

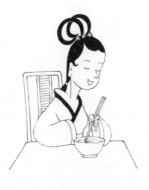

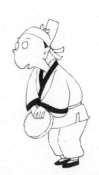

由于驴肉太香，伙计们总是忍不住偷吃驴肉。等到驴肉煮熟时，锅里只剩下一些驴肉碎屑，伙计只好把剥下来的驴皮去毛，放在锅里大火煮，后来驴皮就化了，成了一块块的胶状物，最后盛给女主人吃，刚好这个味道也很适合女主人的胃口，几顿的工夫，驴皮就被她吃光了。

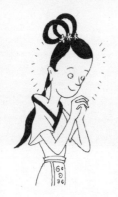

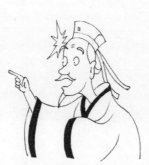

没想到，女主人很快就恢复了体力，气色也红润了。此后，这家女主人再产后虚弱，都开始用驴皮煮胶补血护肝，效果很好。

方名	材料	制作方法	服用方法	适用对象
阿胶黄酒	阿胶250克，黄酒30毫升	将阿胶、黄酒置锅内，隔水加盖蒸约3小时，待其全部溶化后取出即可	每日服一至两次，每次服两匙	血虚症
芝麻核桃阿胶膏	阿胶（砸碎）150克，黄酒350毫升，黑芝麻、核桃仁各适量，冰糖250克	将阿胶砸碎后浸泡在黄酒中约1周时间。待阿胶呈海绵状，略加水炖化，加入黑芝麻、核桃仁，加上冰糖，蒸1小时，不断搅拌，冷却即成冻膏	每天早晚各一至两匙，温开水冲服	对腰酸怕冷、耳鸣或和阴虚等症肾亏有特效
人参桂圆阿胶膏	阿胶150克，黄酒350毫升，人参粉、桂圆肉各适量，冰糖250克	将阿胶浸泡在黄酒中，待其泡呈海绵状后，略加水炖化，加入适量人参煎液或人参粉，配入桂圆肉拌匀，加冰糖蒸1小时许。冷却成冻膏	每天早晚各一至两匙服用	气虚疲乏无力，兼心悸畏寒等症
蜂蜜鸡蛋阿胶膏	阿胶150克，鸡蛋1枚，蜂蜜1匙	将东阿阿胶适量炖化，加入鸡蛋，蜂蜜1匙	空腹，每日服1次	虚疲咳嗽症

服用阿胶注意事项

1.阿胶性较滋腻，易伤胃，服用期间可适量吃些开胃的小菜。
2.在患有感冒、咳嗽、腹泻等病或月经来潮时，应停服阿胶，待病愈或经停后再继续服用。
3.消化不良及出血而有瘀滞者，也不宜服用。
4.服用阿胶期间须忌萝卜、浓茶等。

中医养肝更给力，悄然无斑美容颜

《黄帝内经》认为"肝主疏泄"，肝脏疏泄表现为维持气血运行，春季易出现肝火旺或肝气郁结，形成气血不通，在面部表现为面色差、皮肤暗黄没光泽、长斑长痘、皱纹多，甚至会加速衰老，所以养颜也要从春季养肝开始。

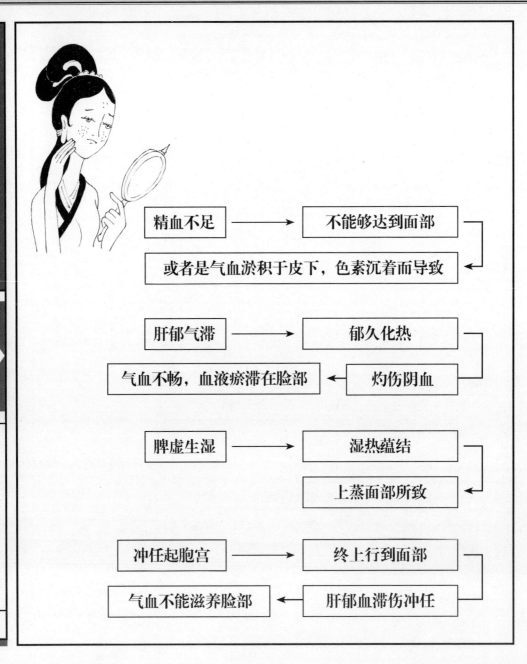

精血不足 → 不能够达到面部

或者是气血淤积于皮下，色素沉着而导致

肝郁气滞 → 郁久化热

气血不畅，血液瘀滞在脸部 ← 灼伤阴血

脾虚生湿 → 湿热蕴结

上蒸面部所致

冲任起胞宫 → 终上行到面部

气血不能滋养脸部 ← 肝郁血滞伤冲任

枸杞子大枣茶祛斑不留痕

无论是由于肝气郁结还是肾水不足引起的黄褐斑，喝枸杞子大枣茶都能起到很好的祛斑效果。

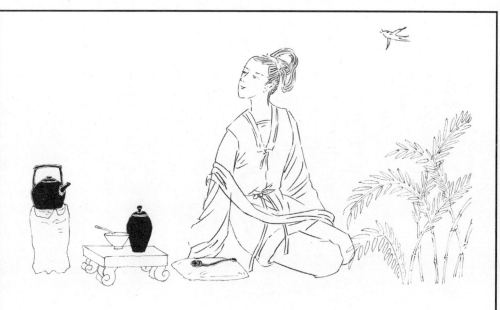

取一小把枸杞子，三四枚大枣，放入茶杯中，用开水冲泡，频频饮用，对黄褐斑治疗效果颇佳。

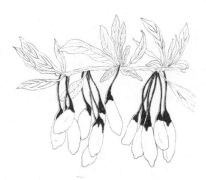

枸杞子能补气血、降火、祛风湿。

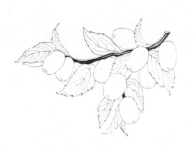

大枣具有补中益气、养血安神的作用。两者合用，对黄褐斑治疗效果极佳。

熬夜好比黑洞，严重耗损肝血

　　现代社会由于生活节奏加快，都市中的"晚睡一族"也越来越多，看看镜子里的黑眼圈已惨不忍睹。尽管如此，加班、聚会、上网、看碟……仍照常进行，大不了就是晚上不睡，白天补觉。殊不知，熬夜大大减少睡眠时间，大脑和器官得不到休息调整，会给健康带来严重的危害。

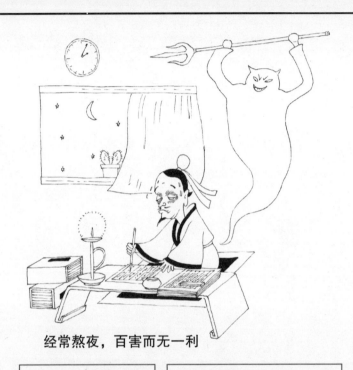

经常熬夜，百害而无一利

1. 长期睡眠不足会提高荷尔蒙的含量，让人感受到压力明显迅速提高。

2. 睡眠不充足，体能和精力都会大大下降，其智力水平、决策能力也会受到不同程度的影响，且精神很难集中。

3. 睡眠毫无规律会严重影响学习质量，而且大脑单位时间内能摄入的信息量几乎会减少一半，对新鲜事物接受能力亦会降低。

4. 睡眠时间过少或睡眠质量差，会导致内心压力倍增，且心理承受能力明显下降。

5. 长期熬夜，脸色会暗淡无光，还会长满暗疮，眼角鼻梁上也会出现细纹。

养生须遵循人体生物钟

遵循生理时钟养生，时间医学提示人类生活起居要按照生理时钟来进行，则能强身健体。如果与之相悖，则会导致精神耗衰，内分泌失调，同时还会诱发许多疾病。

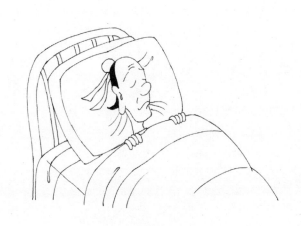

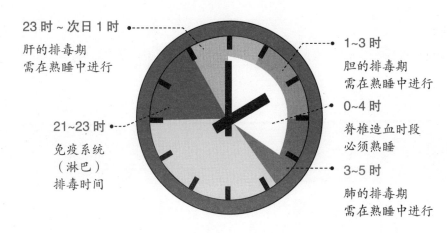

23时～次日1时

肝的排毒期
需在熟睡中进行

21～23时

免疫系统
（淋巴）
排毒时间

1～3时

胆的排毒期
需在熟睡中进行

0～4时

脊椎造血时段
必须熟睡

3～5时

肺的排毒期
需在熟睡中进行

中药泡茶调理肝脾

养生专家认为，选择合适的中药泡茶可调整情绪，以减少对身体的伤害。生气容易引发很多的身体疾病，中医学认为"百病皆生于气"，保持乐观情绪对健康非常重要。

肝火旺盛

脾气大，情绪容易激动，常口干舌燥、睡眠不稳定、身体闷热、排便不畅或大便黏腻等。

夏枯草菊花茶：夏枯草8克、金银花、菊花各10克，开水冲服即可。

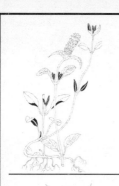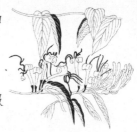

肝阳上亢

急躁易怒，面红目赤，头部胀痛，腰膝酸软，多见于高血压患者。

决明子槐花茶：决明子20克，枸杞子10克，菊花、槐花、绿茶各5克，开水冲泡即可。

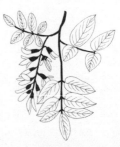

肝郁脾虚

情志抑郁，爱生闷气，同时伴有腹胀肠鸣、大便偏稀等症状。

茯苓薄荷茶：佛手、茯苓、陈皮各10克，薄荷5克，开水冲泡即可。

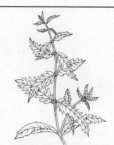

肝郁气滞

女性多愁善感者无故伤心生闷气，往往会出现乳房胀痛、月经失调等症状。

佛手玫瑰茶：薄荷、玫瑰花各5克，佛手10克，用沸水冲泡代茶饮。

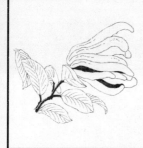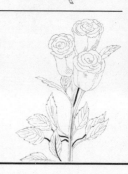

治疗肝验方

逍遥散

　　中医名方，疏肝效果一流，名字也很有意境。意思是吃了药，肝气活泼畅通，心情也随之开朗起来，烦恼抛诸脑后，好似神仙一般逍遥快活。取自庄子《逍遥游》。

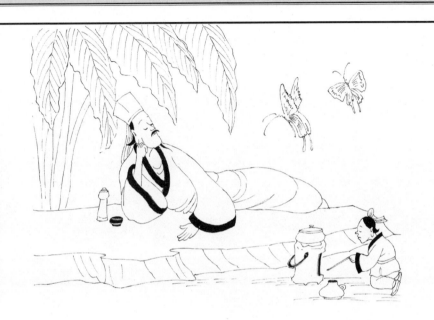

逍遥散
《太平惠民和剂局方》

　　【组成】柴胡、当归、白芍、白术、茯苓、生姜各15克，薄荷、炙甘草各6克。

　　【方解】君药柴胡疏肝解郁，使肝气条达；当归甘苦温养血和血、白芍养血柔肝，共为臣药；木郁不达致脾虚不运，故以白术、甘草、茯苓健脾益气，既能实土以御木侮，又能使营血生化有源；薄荷疏散郁遏之气，透达肝经郁热；煨生姜温胃和中，且能辛香达郁，共为佐药。诸药合用，可收肝脾并治，气血兼顾的效果。凡属肝郁血虚，脾胃不和者，皆可化裁应用。

　　【功用】疏肝解郁，健脾和营。

　　【主治】肝郁血虚，而致两胁作痛，寒热往来，头痛目眩，口燥咽干，神疲食少，月经不调，乳房作胀，脉弦而虚者。

清眩平肝汤

　　清眩平肝汤是用当归、川芎等制作的滋肾养肝，清热平肝，活血调经的一道汤品。

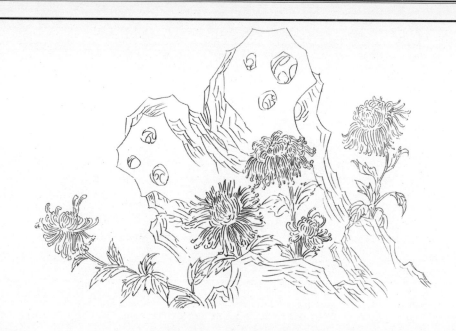

清眩平肝汤

《刘奉五妇科经验集》

　　【组成】当归3钱，川芎1钱半，白芍4钱，生地4钱，桑叶3钱，菊花3钱，黄芩3钱，女贞子3钱，旱莲草3钱，红花3钱，牛膝3钱。

　　【方解】当归、川芎、白芍、生地、红花、牛膝养血活血，引血下行以调经；女贞子、旱莲草滋补肝肾以培本；黄芩清肝热；桑叶、菊花清热平肝以治标。本方标本兼顾，使之补肾而不呆滞，清肝热而不伤正。在重用牛膝引血下行的同时，配合黄芩、桑叶、菊花清上引下，重点突出。

　　【功用】滋肾养肝，清热平肝，活血调经。

　　【主治】妇女更年期综合征、经前期紧张症等，属于肝肾阴虚，肝阳亢盛，见有头晕、头痛（或血压升高），烦躁者。

镇肝息风汤

镇肝息风汤所治类中风，张氏又称为"内中风"，其病为肝肾阴亏，肝阳偏亢，气血逆乱所致。辨证分析仍属实证，故治宜镇肝息风为主，佐以滋养肝肾为法。

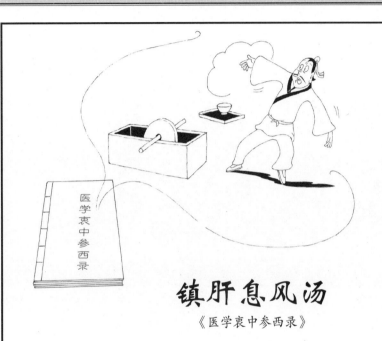

镇肝息风汤
《医学衷中参西录》

【组成】怀牛膝30克、生赭石30克（轧细），生龙骨、生牡蛎、生龟板各15克（三者均捣碎），生杭芍、玄参、天冬各15克，川楝子6克（捣碎），生麦芽、茵陈各6克，甘草4.5克。

【方解】怀牛膝味苦性酸而平，归肝肾经，重用以引血下行，补益肝肾，为君药。又用代赭石镇肝降逆，龙骨、牡蛎、龟板、白芍益阴潜阳，镇肝息风，共为臣。玄参、天冬滋阴清热，壮水涵木；肝喜条达而恶抑郁，纯用重镇之品以强制之，势必影响其条达之性，故用茵陈、川楝子、生麦芽清泄肝热，疏肝理气，以利于肝阳的平降镇潜，均为佐。甘草调和诸药，与生麦芽相配，并能和胃调中，防止金石类药物碍胃之弊，为使。本方配伍特点，重用镇潜诸药，配伍滋阴之品，镇潜以治其标，滋阴以治本，标本兼顾，以治标为主。诸药成方，共奏镇肝息风之效。

【功用】镇肝息风，滋阴潜阳。

【主治】主治类中风。

一贯煎

　　一贯煎与逍遥散都有疏肝理气作用，均可治肝郁不舒之胁痛。不同之处，逍遥散疏肝养血健脾的作用较强，主治肝郁血虚之胁痛，并伴有神疲食少等；一贯煎滋养肝肾的作用较强，主治肝肾阴虚之胁痛，并见吞酸吐苦等。

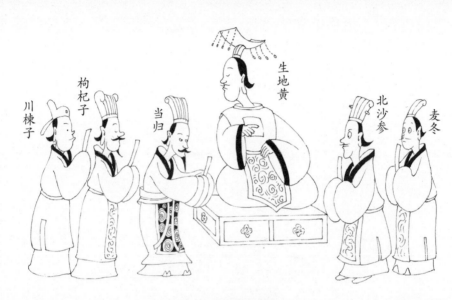

一贯煎
《柳州医话》

　　【组成】北沙参、麦冬、当归身各9克，生地黄30克，枸杞子12克、川楝子5克。

　　【方解】方中重用生地黄为君，滋阴养血，补益肝肾。北沙参、麦冬、当归、枸杞子为臣，益阴养血柔肝，配合君药以补肝体，育阴而涵阳。并佐以少量川楝子，疏肝泄热，理气止痛，遂肝木条达之性，该药性苦寒，但与大量甘寒滋阴养血药配伍，则无苦燥伤阴之弊。诸药合用，使肝体得以濡养，肝气得以条畅，胸脘胁痛等症可以解除。

　　【功用】滋养肝肾，疏肝理气。

　　【主治】肝肾阴虚，肝气不舒。胸脘胁痛，嗳气吞酸，咽干口燥，舌红少津，脉弦细弱。

甘麦大枣汤

甘麦大枣汤是治疗脏躁、更年期综合征的代表方。临床上以悲伤欲哭，精神恍惚，不能自主，烦躁等症为用药要点。

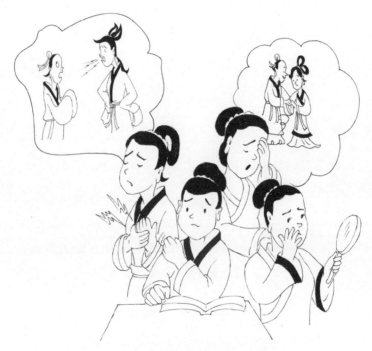

甘麦大枣汤
《金匮要略》

【组成】炙甘草（12克），小麦（18克），大枣（9枚）。

【方解】小麦味甘微寒，养心气而安心神为君；以甘草和中缓急为臣；以大枣补益中气，并润脏躁为佐使。三药合用，甘润滋养，平躁缓急，为清补兼施之剂。

【功用】养心安神，补脾和中。

【主治】心神不宁，失眠，妇女脏躁，烦躁不安，精神抑郁，悲伤欲哭。

男性养家责任大，五劳七伤要回避

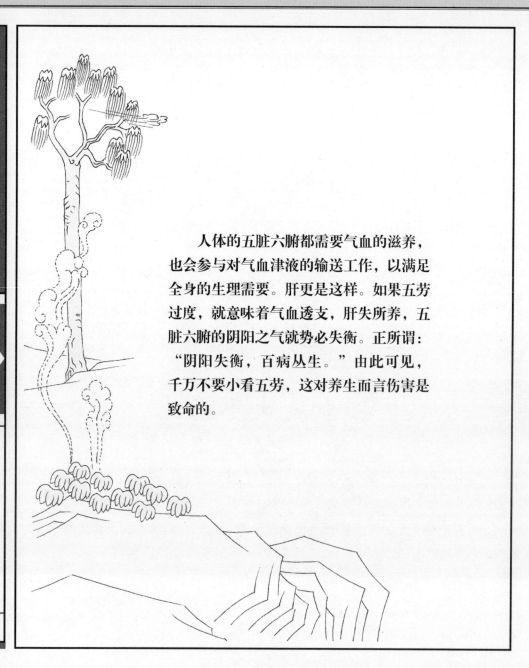

　　人体的五脏六腑都需要气血的滋养，也会参与对气血津液的输送工作，以满足全身的生理需要。肝更是这样。如果五劳过度，就意味着气血透支，肝失所养，五脏六腑的阴阳之气就势必失衡。正所谓："阴阳失衡，百病丛生。"由此可见，千万不要小看五劳，这对养生而言伤害是致命的。

忌五劳：注意劳逸结合，调节神经和身心

视、卧、坐、立、行是人们日常生活中最普通的活动，这些活动对人的影响也最大，互相之间也可以相互影响，互为协调。所以，每个人在日常的生活和工作中都要注意，不论是劳身还是劳心都要有节制，不可过度，要注意劳逸结合，调节神经和身心，这样才是正确的养生之道。

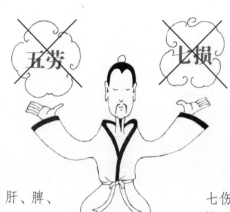

五劳是指心、肝、脾、肺、肾五脏劳损。

七伤是指喜、怒、悲、忧、恐、惊、思七情伤害。

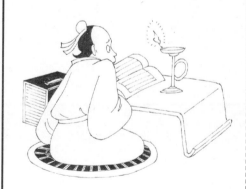

久视伤血。长时间阅读、玩电脑或长时间得不到休息，都会导致视力疲劳，伤血耗气，产生脸色苍白、头晕目眩、眼睛干涩等症。

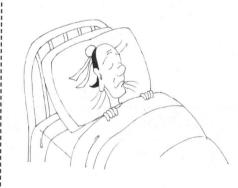

久卧会使气血凝滞不行。导致肢体筋肉之气渐趋衰弱，引起气血不足，如精神萎靡、疲倦无力、食欲不振、心悸气短等症状。

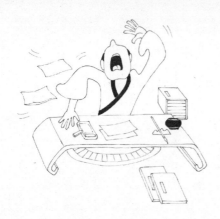

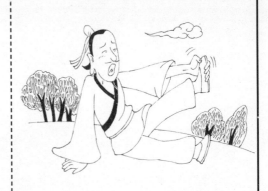

久坐伤肉。久坐会导致脾气受损，胃功能减退，从而使气血不足，导致皮肉失养，四肢疲倦无力。易患慢性胃炎、腰肌劳损等疾病。

久立伤骨。久立会影响气血的运行，使部分组织和细胞的营养失调，出现气滞血凝，导致某些骨骼关节发育畸形或活动障碍。

久行伤筋。行走时间过久，容易使肢体，特别是下肢关节周围的韧带、肌肉等筋腱组织受到扭伤或劳损，这也就是人走路多了会酸痛、疲乏的原因。

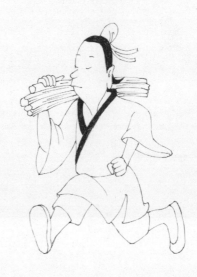

久坐健身操

扩胸运动，告别腰酸背痛脖子僵

久坐时由于耸肩弓背，则导致腰部要承载过大的压力，易诱发腰痛，而扩胸运动能有效缓解腰部疲劳，建议每隔1小时做1次。

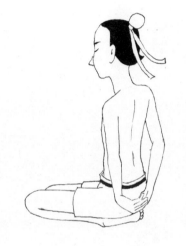

跪坐，目视前方，保持后背挺直，两手交叉于背后。

两臂伸直且慢慢上抬，同时腰部向后弯曲，胸部用力前顶。

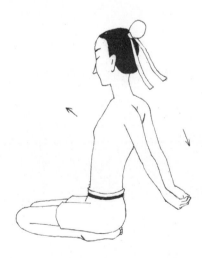

也可以端坐在椅子上，两手握拳置于大腿上，用力挺胸凹背。

伸缩下巴

　　一般情况下，人体颈椎处的生理前倾角度为30°～40°，如果坐姿过久或不正，则头部呈前倾姿势，久之会导致颈部不适，甚至诱发慢性头痛、肩痛等。

图解百姓天天养生丛书

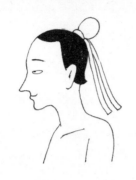

站姿或坐姿。挺胸抬头，两眼平视前方，使后脑勺和肩膀呈同一水平。

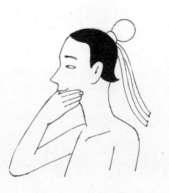

以右手将下巴托住，将头轻轻向后推。

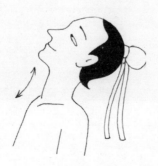

反复后推几次，适当放松，并慢慢做上下点头的动作。

健康顺时生活立春雨水惊蛰篇

猫背运动

以缓解背部的僵硬酸痛。

"8"字步

建议两组动作各做5遍，能有效预防或缓解膝盖疼痛。

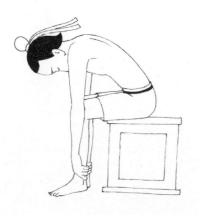

1.呈坐姿。身体前倾，
两手握住脚踝。

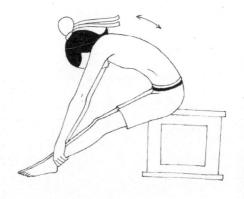

2.两腿尽量前伸，以最
大程度拉伸背部。

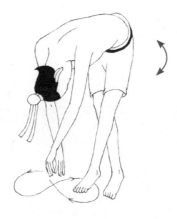

3.左脚在前交叉站立。弯腰，
两手交叉后画"8"字，拉伸小腿
后侧肌肉。

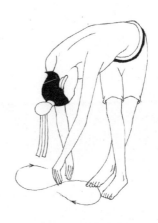

4.双脚互换位置，反
向交叉，画"8"字。

忌七伤

　　七伤是指喜、怒、思、忧、悲、恐、惊等情绪对内脏的伤害。由于人的精神活动持久地过度紧张，造成神经机能的紊乱，气血失调，从而导致脏腑功能受损。

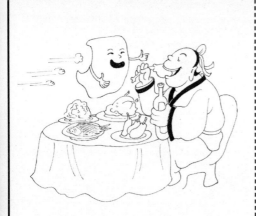

　　大饱伤脾。经常吃得过饱，首先是伤害肠胃，降低消化功能，出现消化不良、便秘、口臭、胃溃疡等问题。

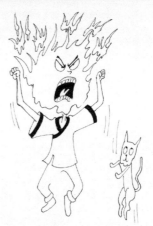

　　大怒气逆伤肝。中医认为长期生气，容易导致肝气郁结，而肝气郁结则会导致生理功能的紊乱，如月经不调、乳腺增生、内分泌失调。

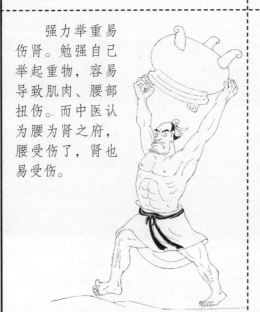

　　强力举重易伤肾。勉强自己举起重物，容易导致肌肉、腰部扭伤。而中医认为腰为肾之府，腰受伤了，肾也易受伤。

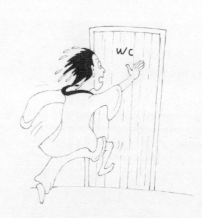

　　形寒饮冷伤肺。身体一旦受凉，或吃了寒冷的食物，肺脏则容易受伤。

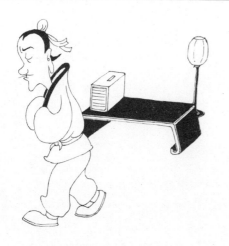

形劳意损伤神。身体过于疲劳、疲惫，加上经常忧虑或思考过度。当然会精神劳累。

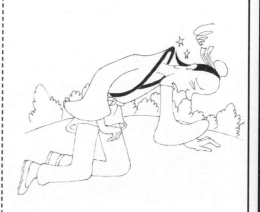

风雨寒暑伤形。风雨寒暑是指导致疾病的四邪，其实也指外界环境对人体的伤害，如淋雨、受凉、中暑等，这些都会导致身体疾病。

恐惧不节伤志。人的情绪与健康密切相关。过度的恐惧、房事无节制，容易伤肾，继而导致人体免疫力下降，易出现多种疾病问题。

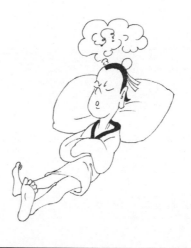

五劳七伤往后瞧

该式动作，由于头颈的反复拧转运动，加强了颈部及肩关节周围参与运动肌群的收缩力，增加了颈部运动的幅度，活动了眼肌。改善了头颈部的血液循环，有助于解除中枢神经系统的疲劳，改善其功能。所以，此式对防治颈椎、肩、背部疾病、高血压、眼病，缓解眼肌疲劳有良好的效果。

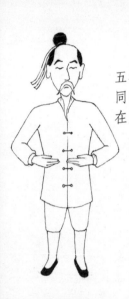

1.双拳变掌，掌心向内，五指伸开，中指相对，左右手同时向左右横向拉开至劳宫穴在身躯边为止，稍停。

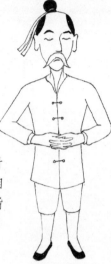

2.然后，左右手同时向脐部合拢，双手的五指相互交叉，拇指与拇指、小指与小指相按。

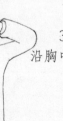

3.仰掌，掌心略微向上，沿胸中线上提至人中穴稍停。

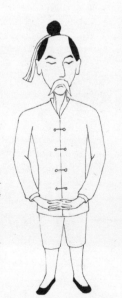

4.翻掌，掌心向下，又沿胸中线直下按至臂直，两臂紧贴身体，稍停。

全身放松，眼帘微垂，注视鼻尖，意想两目为日月，为探照灯，向身体微微内照。

五劳七伤往后瞧功法的作用

刺激大椎穴：大椎穴非常重要，人体几乎所有的阳经都经过它。七伤是外界天地自然对我们身体的伤害，这种伤害必先伤阳的层面。这个动作通过刺激大椎穴，提升了阳的作用，使身体内部产生变化，对抗外界的伤害。

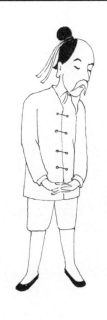

5.接着，头向左慢慢转动，内视，至左肩，稍停。

动作要领

动作要慢，特别是老年人或者腰有疾患者；
腰部以下不要动，宛如一条毛巾般的扭转；
眼睛垂帘，呼吸均匀，心神平静。
想象全身的经脉被拧了一圈。

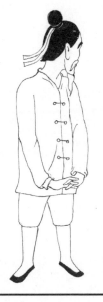

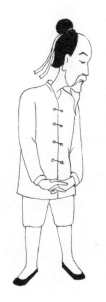

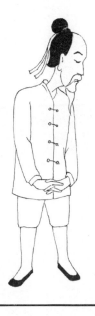

6.继续向后转，目光随头转动，慢慢地巡视，内视左半身和脊椎。

刺激膏肓穴

　　此穴位在肩胛骨缝里面，病入膏肓，神医难救，说的就是这儿。膏肓穴很隐蔽，针灸药难入。中医在艾灸膏肓穴时，人要团成一团、低头、两臂往前抱、圆背，膏肓穴才可以露出来。中医典籍中记载，"运动膏肓，除一身之疾"。

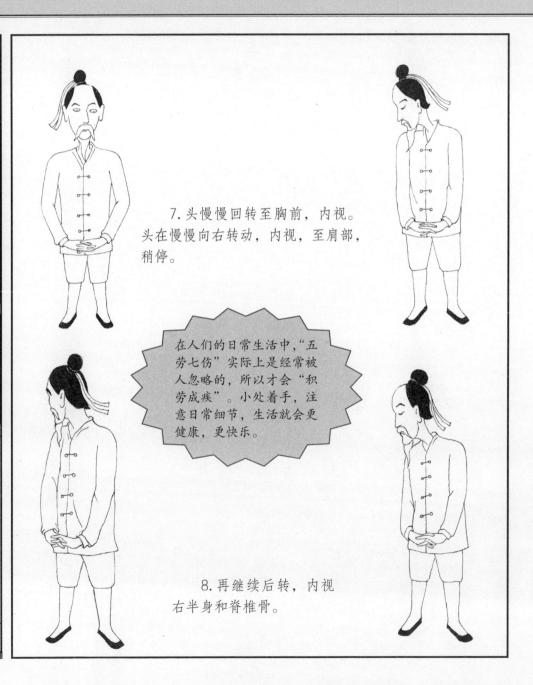

7.头慢慢回转至胸前，内视。头在慢慢向右转动，内视，至肩部，稍停。

在人们的日常生活中，"五劳七伤"实际上是经常被人忽略的，所以才会"积劳成疾"。小处着手，注意日常细节，生活就会更健康，更快乐。

8.再继续后转，内视右半身和脊椎骨。

图解百姓天天养生丛书

健康顺时生活立春雨水惊蛰篇

刺激手臂上遁行的经络

　　手臂前面三阴经，后面手三阳经，做五劳七伤时，靠的是旋臂，用旋转的劲来刺激牵拉经络。

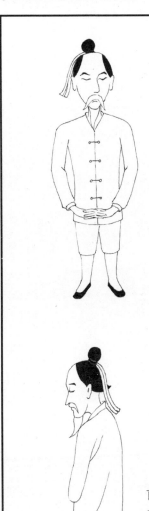

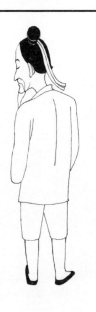

　　9.视身驱及体内五脏六腑时，对有病的部位，要多看些时间。

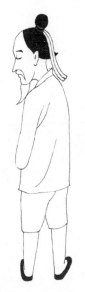

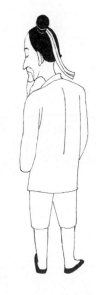

　　10.结束时，头部转回到胸前中线，稍停后，慢慢睁开两眼，翻掌，掌心向上，提至脐部，转掌使掌心向内，气归下丹田。两手分开，握拳，掌心向上，相对于脐部。

人老体衰，护肝功课要坚持

谨和五味——均衡营养，食材要杂

三餐定时定量，不可过饥过饱，
亦不可过寒过热

谨和五味——均衡营养，食材要杂

《黄帝内经》云："五谷为养，五果为助，五畜为益，五菜为充，气味合而服之，以补养精气。"强调要食以谷肉果菜等多种食物以培养正气，维持或修复机体功能。重在强调食用的品种越杂越好，这样才能提供全面的营养元素。

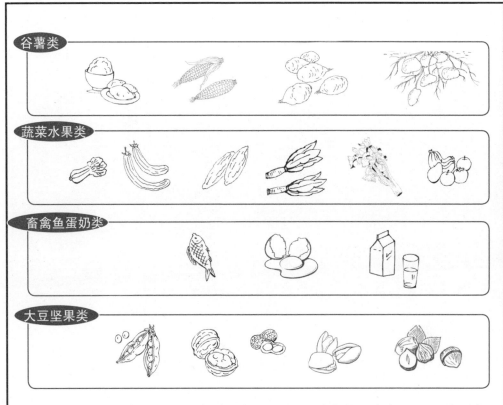

按照一日三餐分配，早餐建议摄入 4～5 种食物，午餐 5～6 种，晚餐 4～5 种，零食 1～2 种。

食物种类	平均每天品种数	平均每周品种数
谷薯类	3	5
蔬菜水果类	4	10
畜禽鱼蛋奶类	3	5
大豆坚果类	2	5
合计	12	25

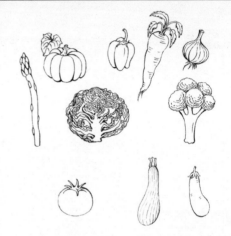

谷类为主，动物性食物应适应。种类优先选择鱼禽类；少食肥肉、烟熏和腌制肉制品。

新鲜蔬菜是营养和平共处"宝库"，一日三餐都要有蔬菜。蔬菜品种多变换，每天吃 3 ~ 5 种。

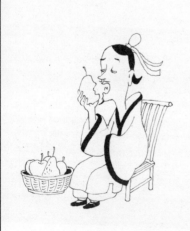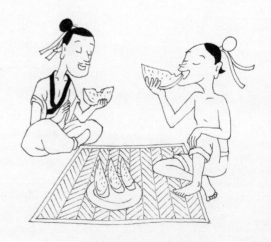

吃水果好处多，保证每天都要吃 350 克的水果，种类变换着吃，记得要选择当季的新鲜水果，不能用果汁等加工水果制品取代鲜果。

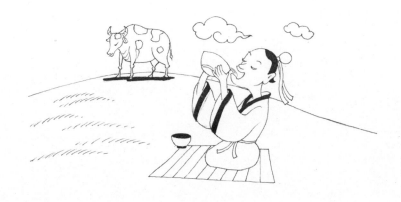

奶类食品营养丰富，老年人每天都需坚持喝奶或吃奶制品。酸奶富含益生菌，更易消化吸收，乳糖不耐受者可以选择喝酸奶。

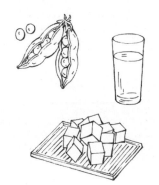

大豆包括黄豆、黑豆和青豆等。大豆类食品营养丰富，适宜每天食用。

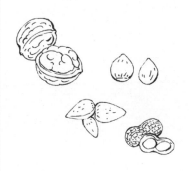

坚果营养丰富，但其富含油脂属于高能量食物，只有适量摄入才能有益健康。

三餐定时定量，不可过饥过饱，亦不可过寒过热

《素问·痹论》载："饮食自倍，肠胃乃伤"，是说过量饮食可损伤脾胃。《素问·五味篇》曰："故谷不入半日则气衰，一日则气少。"

"水谷之寒热，感则害于六腑。"寒则凝敛，阻滞气血的运行，热则耗伤阴液，气血逆乱，进而损伤脏腑而病。

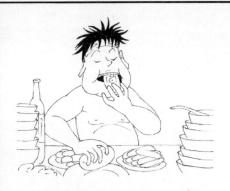

经常过量饮食可损伤脾胃，导致食物滞留在胃肠之间，不能及时消化和吸收。

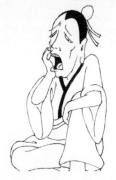

长期的食物摄入过少，气血生成不足，脏腑失养，正气亏虚，轻则营养不良，重则危及生命。

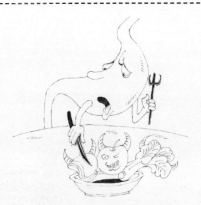

过食生冷瓜果则易伤脾胃，同时"形寒寒饮则伤肺"，指出阳虚体质或患虚寒性疾病者可因过食寒食而伤肺。

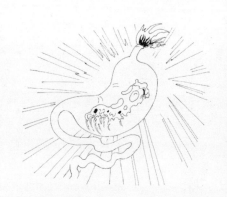

热食亦可导致机体气血阴阳失衡而发病，如过量饮酒则生内热，轻者失眠或损伤脾胃，重者神志错乱等热性病的表现。

保护肠胃，增进食欲：食物要温软，且宜温不宜凉。